நோய்களிலிருந்து விடுதலை

நோய்களிலிருந்து
விடுதலை

அக்கு ஹீலர்

அ. உமர் பாரூக்

எதிர்
வெளியீடு

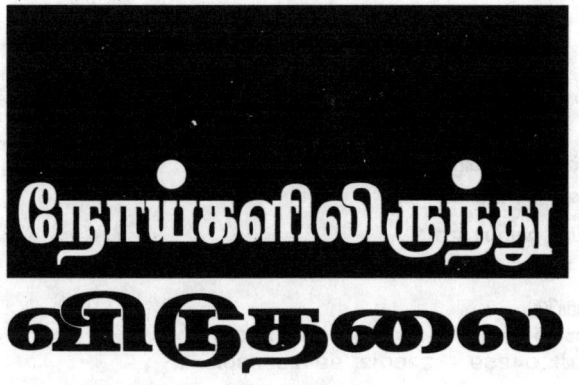

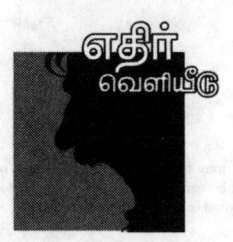

நோய்களிலிருந்து விடுதலை
அக்கு ஹீலர் அ. உமர்பாரூக்
முதல் பதிப்பு: டிசம்பர் 2013
ஒன்பதாம் பதிப்பு: ஜூலை 2023
எதிர் வெளியீடு,
96, நியூ ஸ்கீம் ரோடு, பொள்ளாச்சி - 642002
தொலைபேசி: 04259 - 226012, 99425 11302
வடிவமைப்பு : ஜீவமணி
விலை: ரூ. 120

Noikalilirunthu Viduthalai
Acu Healer A. Umar Farook

Copyright © Acu Healer A. Umar Farook

First Edition: December 2013
Ninth Edition: July 2023
Published by
Ethir Veliyeedu, 96, New Scheme Road, Pollachi - 2
email: ethirveliyedu@gmail.com
www.ethirveliyeedu.com
ISBN: 978-93-84646-57-8
Printed at Jothy Enterprises, Chennai.

All rights reserved. No part of this book may be reprinted or reproduced or utilised in any form or by any electronic, mechanical or other means, now known or hereafter invented, including photocopying and recording, or in any information storage or retrieval system, without permission in writing from the Publisher.

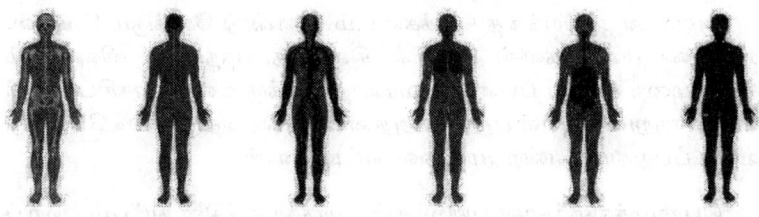

முன்னுரையாக சில சொற்கள்...

என் முதல் மருத்துவ நூல் "உடலின் மொழி" 2009 இல் வெளிவந்தது. வழக்கம் போல் ஆயிரம் பிரதிகளோடு எந்தவித எதிர்பார்ப்பும் இல்லாமல் வெளியிட்டோம். உடல் பற்றிய மரபுவழி அறிவியல் பார்வையோடு எழுதப்பட்ட உடலின் மொழி - ஆண்டுதோறும் வெளிவரும் ஆயிரக்கணக்கான நூல்களில் ஒன்றாக மறைந்து போய் விடக்கூடும் என்றே எண்ணினேன். இயற்கை மருத்துவங்களைக் கற்கும் ஆவலுள்ள மாணவர்களுக்கு இது உதவட்டும் என்பதே எங்கள் எண்ணமாக இருந்தது.

ஆனால், வெளிவந்த இரண்டே மாதத்தில் மறுபதிப்பு வந்தது உடலின் மொழி. அதன் உள்ளடக்கத்திற்கு எந்த அளவு வரவேற்பு இருந்ததோ, அதைவிட அதிகமாக விவாதங்களும், விமர்சனங்களும் துவங்கின. முச்சந்தியில் நின்று விவாதிக்கப்படும் அன்றாட விஷயங்களில் ஒன்றாக மருத்துவமும் மாறிவிட வேண்டும் என்ற எங்கள் குழுவினரின் ஆவல் நிறைவேறத் துவங்கியதில் மகிழ்ந்தோம்.

இப்போது உடலின் மொழி - நான்கு மொழிகளில் மொழியாக்கம் செய்யப்பட்டிருக்கிறது. தமிழில் ஒன்றரை இலட்சம் பிரதிகளையும், மலையாளத்தில் அறுபதாயிரம் பிரதிகளையும் கடந்து சென்று கொண்டிருக்கிறது. அக்குபங்சர் பயிற்சி தரும் மூன்று பல்கலைக்கழகங்களில் பாடநூலாகவும் அறிவிக்கப்பட்டிருக்கிறது. ஒன்றன் பின் ஒன்றாக இன்று பதிமூன்று மருத்துவ நூல்கள் வெளிவந்து விட்டன.

நம்முடைய பாரம்பரிய மருத்துவத்தின் பல ரகசியங்கள் கற்பிக்கப்படாமலேயே காணாமல் போயின. அது போலவே இந்தக் காலத்திலும் நாம் அறிந்த இயற்கை ரகசியங்களும் போய் விடுமோ என்ற எண்ணம் எங்களுக்குள் இருந்தது. ஒருவழியாக ரகசியம் காக்கும் எளிய வழியை நாங்கள் அறிந்தோம்.

அதுதான் ரகசியத்தை - மக்களிடம் கொண்டு சேர்க்கும் வேலை. சாதாரண மனிதர்களின் கையில் கிடைத்த எந்த ஒரு விஷயமும் தலைமுறை கடந்து பயணித்த வரலாறு நமக்கு உண்டு. ரகசியத்தைக் காப்பாற்றுவது என்பது - அதனை நடுத்தெருவில் போட்டு உடைப்பதுதான் என்ற முடிவை எட்டினோம்.

பொதுமக்களுக்கான பயிற்சிகள் - மருத்துவத்தின் நுட்பம் பற்றிப் பேசும் நூல்கள் என்று புதிய வழித்தடத்தை இயற்கை எங்களுக்காக ஏற்படுத்தித்தந்தது. என்னுடைய எல்லா நூல்முயற்சிகளிலும் தோள் கொடுக்கும் தோழர்கள் எழுத்தாளர் ம. காமுத்துரை, எழுத்தாளர் போப்பு, பத்திரிக்கையாளர் பி.என்.எஸ். பாண்டியன், கவிஞர் லட்சுமிகாந்தன், எழுத்தாளர் களப்பிரன் ஆகியோரோடு என் மகிழ்ச்சியைப் பகிர்ந்து கொள்கிறேன்.

'இளைஞர் முழக்கம்' இதழில் இக்கட்டுரையைத் தொடராக பதினேழு மாதங்கள் வெளியிட துணைநின்ற ஆசிரியர் குழு தோழர்கள் மற்றும் தோழர் இல. சண்முகசுந்தரம் ஆகியோரையும் நினைவுகூறுதல் அவசியம்.

இந்நூலை வெளிக்கொண்டு வர இசைந்து, துணைநிற்கும் எதிர் வெளியீட்டிற்கு என் நன்றிகள்.

அக்கு ஹீலர் அ. உமர் பாரூக்
healerumar@gmail.com

மாணவப் பருவத்தில் உலகம் கற்கும் ஆர்வத்தை ஊட்டிய
கம்பம் ஸ்ரீ முக்தி விநாயகர் நடுநிலைப் பள்ளியின் ஆசிரியர்கள்
உயர்திரு. இராமகிருஷ்ணன்
உயர்திரு. செல்லமாணிக்கம்
உயர்திரு. தாத்துராஜ்
மற்றும்
கம்பம் ஸ்ரீ முத்தையா பிள்ளை நினைவு உயர்நிலைப்பள்ளி
உயர்திரு. இஸட். மரியதாஸ்
மேனாள் தலைமையாசிரியர்
ஆகியோருக்கு இந்த நூல் பரிசளிப்பாக...!

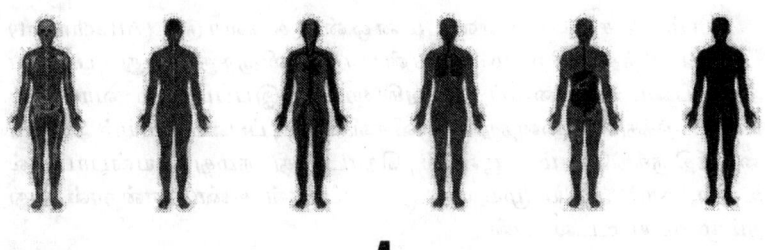

1

உங்களுக்கு செல்போனைத் தெரியும் தானே?

ஐந்து வயது குழந்தை செல்போனின் உதிரி பாகங்களைப் பிரித்து, மறுபடியும் ஒன்று சேர்க்கிறது. மூன்று வயது குழந்தை செல்லில் உள்ள 'கேம்ஸை' தேடி எடுத்து தானே விளையாடும் இந்த இருபத்தியோறாம் நூற்றாண்டில் இது அபத்தமான கேள்விதான்.

ஆளுக்கு ஒரு செல்போன் என்ற நிலை மாறி ஒவ்வொருவரும் இரண்டு, மூன்று என்று தனித்தனிப் பயன்பாடுகளுக்கு வைத்திருக்கும் இன்றைய நிலையில் செல்போனைத் தெரியாமல் யாரும் இருக்க முடியாது.

திடீரென உங்கள் செல்போனில் ஒரே இரைச்சல். யாரையும் அழைக்கவும் முடியவில்லை; வந்த அழைப்பிற்கு பதிலளிக்கவும் முடியாத அளவுக்கு சத்தம். அப்படியானால் உங்கள் செல்போனில் எந்தப் பகுதி பாதிப்படைந்திருக்கும்?

இந்த சத்தம் உங்கள் செல்போனின் பேட்டரி பழுதடைந்ததால் ஏற்பட்டது என்று யாராவது கூறினால் ஏற்றுக் கொள்வீர்களா?

செல்போனில் உருவான இரைச்சல் அதன் ஸ்பீக்கர் பழுதடைந்ததால் ஏற்பட்டது என்பது நமக்குத் தெரியும். மாறாக சற்றும் பொருந்தாத காரணங்களை யாராவது நம்மிடம் கூறினால் அது பொய் என்பதை நம்மால் உணர முடியும்.

இவ்வாறு செல்போன் பற்றிய குறைந்தபட்ச அறிவு கூட நாம் ஏமாறுவதிலிருந்து நம்மைக் காப்பாற்றுகிறது. இந்த அறிவைப் பெற ஒரு வருட செல்போன் தொழில்நுட்பக் கல்வியைக் கற்றீர்களா? இல்லையே. ஒரு பொருளைப் பற்றிய அடிப்படை அறிவைப் பெற அதன் தொழில்நுட்பம் கற்க வேண்டிய அவசியம் இல்லை. அப்பொருளை உணர்ந்து பயன்படுத்தினாலே போதும்.

நாம் செல்போனை மனஒன்றுதலோடு (Attachment) பயன்படுத்துகிறோம். பயன்பாட்டிலிருந்து அது பற்றிய அடிப்படை அறிவைப் பெறுகிறோம். இப்படி நம் வாழ்வில் பயன்படுத்தும் அனைத்துக் கருவிகளின் அடிப்படையையும் அறிந்து வைத்திருக்கிறோம். ஆனால் தொடர்ந்து நமது பயன்பாட்டில் உள்ள, நாம் அறிய முயலாத ஒரு பொருள் உண்டு என்றால் அது நம்முடைய உடல் தான்.

நம் உடலில் ஏற்படும் எந்த ஒரு மாற்றத்தையும் நம்மால் புரிந்து கொள்ள முடியவில்லை. உடலில் சின்ன சின்ன மாற்றங்கள் ஏற்பட்ட உடனே பயந்துவிடுகிறோம்.

பிறந்தது முதல் இன்று வரை நம்முடைய அன்றாடப் பயன்பாட்டில் இருக்கும் நம் உடலைப் பற்றிய அறிவு நமக்கு ஏற்படாதது ஏன்? நம் உடலின் தேவைகளை உணர்வதும் இல்லை; ஒன்றுதலோடு உடலை கவனிப்பதும் இல்லை.

நம் வாழ்வில் எதற்காக உழைக்கிறோம்? நம்முடைய உச்சகட்ட இலக்கு என்ன? இக்கேள்விக்கு விதவிதமான பதில்கள் இருந்தாலும் பணம், புகழ் இவைதான் அனைத்தையும் விட உயர்ந்ததாகவும், அடிப்படைத் தேவையாகத் தோன்றுகிறது. ஆனால் அவற்றைப் பெற உடல் ஆரோக்கியம் அவசியமானது. ஏனென்றால் நாம் லட்சியமாக கொண்டிருக்கின்ற அனைத்தும் உடல் பற்றிய அறிவின்மையால் காணாமல் போகும். ஆரோக்கியமும் இல்லாமல் ஆகும்.

சுவர் இருந்தால்தானே சித்திரம்?

செல்போன் தொழில்நுட்பத்தைப் படிக்காமலே எப்படி அதன் அடிப்படை அறிவைப் பெற்றோமோ அதே போல நம் உடலை கவனிப்பதன் மூலமே உடல் பற்றிய அறிவைப் பெற முடியும். நோய் பற்றிய அச்சத்திலிருந்தும் எளிதில் விடுபட முடியும்.

உடலின் அடிப்படையான வேலைகள் என்னென்ன? அது எவ்வாறு தன்னைத்தானே தற்காத்துக் கொள்கிறது? என்பதை நாம் அறியத் துவங்கினால் போதும். நோய்களிலிருந்தும், மருந்துகளில் இருந்தும் நாம் முற்றாக விடுபட்டு விடலாம்.

உடலைப் பற்றி அறிவதற்கு முன்னால் நாம் தெரிந்து கொள்ள வேண்டிய சில விஷயங்கள் உள்ளன. நம் உடலை வைத்து நம்மையே பயமுறுத்தி பணம்பறிக்கும் பொய்களைப் பற்றி அறிந்து கொள்வதுதான் நம் உடல் குறித்த அறிவின் துவக்கமாகும்.

நம்மைச் சுற்றி நம் ஆரோக்கியத்தின் மீது அக்கறை கொண்டு பல பொருட்கள் நமக்காக பரிந்துரைக்கப்படுகின்றன. எங்கோ உலகின் மூலையில் பல மில்லியன்களை முதலீடு செய்து துவக்கப்படும் ஒரு நிறுவனம் நம் உடல் நலன் மீது தீராத அக்கறை கொண்டு ஆரோக்கியத்திற்கான ஆலோசனைகளை அள்ளி அள்ளித் தந்துகொண்டே இருக்கிறது. வீட்டில் உள்ள தொலைக்காட்சி முதல் நாளிதழ்கள், வானொலி என்று எல்லா ஊடகங்களிலும் ஊடுருவிப் பாயும் உடல் நல விளம்பரங்கள் என்ன சொல்லுகின்றன?

ஒரு விளம்பரம் நம்மைப் பார்த்துக் கேட்கிறது

"உங்கள் டூத் பேஸ்ட்டில் உப்பிருக்கா?" என்று.

டூத் பேஸ்ட்டில் ஏன் உப்பு இருக்க வேண்டும்? நாம் உண்ணும் உணவில்தான் சுவைக்காக உப்பு இருக்க வேண்டும்.

"உப்பில்லா பண்டம் குப்பையிலே" என்று சொல்லப்பட்டது உணவுகளைப் பற்றித் தானே? நாம் உடலுக்கு பாவிக்கிற அனைத்திலும் உப்பு இருக்க வேண்டும் என்றால் பிரஷ்ஷில் உப்பு இருக்க வேண்டுமா? சோப்பில்...? (சத்தமாக படிக்காதீர்கள். ஏதாவது ஒரு கம்பெனி உங்க பிரஷ்ஷில் உப்பு இருக்கா? சோப்பில் உப்பு இருக்கா? என்று கிளம்பிவிடப் போகிறார்கள்.)

உப்பு என்பது ஒரு சுவை. அது உணவில் தான் இருக்க வேண்டும். (வெள்ளை உப்பு கூட பிற்காலத்தில் தான் பயன்பாட்டிற்கு வந்தது. நாம் நுகர்கிற உணவுகளில் இறைச்சி, காய்கறி போன்ற பெரும்பாலானவற்றில் இயற்கையாகவே உப்பு உண்டு)

ஒரு காலத்தில் நம் தாத்தாமார்கள் உப்பிலும், உமிக்கரியிலும் தான் பல் துலக்குவார்கள். உப்புக்கல்லை வாயில் போட்டுக்கொண்டு உமிழ்நீரை சுரக்க விடுவார்கள். அந்த உமிழ்நீரைக் கொண்டு பற்களை வெறும் விரல்களால் தேய்த்து விடுவார்கள். நம் உமிழ்நீரை காரத் தன்மையுள்ளதாக (Alkaline) உப்பு மாற்றி விடுவதால் பற்கள் சுத்தமாகின்றன. இது தான் பல் துலக்குதல். ஆகா... பல் துலக்கும் ரகசியம் விளங்கிவிட்டது என்று உப்பைத் தேடி ஓடாதீர்கள்.

ஒரு நாள் உப்பு, இன்னொரு நாள் வேப்பங்குச்சி, மற்றொரு நாள் உமிக்கரி, வெறும் விரலால் பல் துலக்குதல் என்று ஒரே முறையை அப்படியே பின்பற்றாமல் மாற்றி மாற்றி பின்பற்றும் நுட்பத்தைக் கையாண்டார்கள் நமது தாத்தாமார்கள். ஒரு பொருளையே

தொடர்ந்து பயன்படுத்துவது சில உடல் நலக்கோளாறுகளைத் தரலாம். அக்குறிப்பிட்ட பொருளுக்கு பழக்கப்பட்டு விடுதலும் (Addiction) நடக்கலாம். இப்படி நாம் காலங் காலமாக பயன்படுத்தி வந்த உப்பை திடீரென்று ஒருநாள் மருத்துவ உலகம் அபகரித்துக் கொண்டது. உப்பைப் பயன்படுத்தி பல் துலக்கினால் பல்லின் எனாமல் (மேற்பூச்சு) அரிக்கப்பட்டுவிடும் என்று கூறி உப்பு பயன்படுத்துவதை நிறுத்தச் சொன்னார்கள்.

இயற்கை பழக்கங்கள் பலவற்றை நாம் கை விட்டதைப்போலவே இம்முறையையும் நாம் கைவிட்டோம். இப்போது திடீரென்று நாகரீக வியாபாரிகள் கேட்கிறார்கள்.

"உங்க பேஸ்ட்டில உப்பு இருக்கா?" என்று.

இன்னொரு விளம்பரம் அவர்கள் பேஸ்ட்டை பயன்படுத்தச் சொல்லி அறைகூவல் விடுக்கிறது. நம் குழந்தைகளுக்கு போதுமான கால்சியம் சத்து இல்லையாம். இவர்கள் கம்பெனி பேஸ்ட்டில் கால்சியத்தை கலந்து இருக்கிறார்களாம். அதனால் குழந்தைகள் மேல் அக்கறையுள்ளவர்கள் இந்தக் கம்பெனியைத்தான் பயன்படுத்த வேண்டும் என்று மிரட்டுகிறார்கள்.

இந்த விளம்பரம் அறிவியல் பூர்வமாக நல்லதைத் தானே சொல்கிறது? என்று நமக்குத் தோன்றலாம்.

ஒரு நிமிடம் யோசியுங்கள். பொதுவாக சத்துக்களை நாம் பெற வேண்டுமானால் என்ன செய்ய வேண்டும்? சத்துள்ள உணவுகளை சாப்பிட வேண்டும். அப்படி சாப்பிட்டால் உணவிலிருந்து சத்துக்கள் பிரிக்கப்பட்டு உடலுக்குத் தேவையானால் எடுத்துக் கொள்ளும். இதுதான் அறிவியல். யாராவது டூத் பேஸ்ட்டை சாப்பிடுகிறோமா? வாயைக் கொப்பளித்து வெளியே துப்புகிற பேஸ்ட்டில் இருக்கிற கால்சியம் எப்படி நம் உடலுக்குப் பயன்படப்போகிறது? ஒரு வேளை எல்லா உணவுகளையும் சாப்பிடுவதற்குப் பதிலாக வெளியே துப்பினால் சத்து கிடைக்கும் என்று புதிதாகக் கண்டுபிடித்து விட்டார்களோ? நாம் தினமும் சப்பிடுகிற எந்த உணவிலும் சத்து இல்லை என்று கூறித்தான் கிலோ கணக்கில் மாத்திரைகளையும், லிட்டர் கணக்கில் சத்து பானங்களையும் பரிந்துரைக்கிறார்கள். இவ்வளவு சுலபமாக துப்புவதன் மூலம் சத்து கிடைக்கும் என்றால் நாம் எல்லா பொருட்களையும் துப்பத் துவங்கி விடலாமே?

இவ்விஷயத்தை நமக்கு விளக்க வேண்டிய அவசியமுள்ளவர்கள் யார்?

பற்கள் பற்றி நன்றாக அறிந்ததாக நாம் நம்பும் பல் மருத்துவர்கள். ஆனால் இந்த விளம்பரம் கூறுகிறது தங்கள் நிறுவனம் பல் மருத்துவர்கள் சங்கத்தால் அங்கீகரிக்கப்பட்டது என்று.

இன்னொரு நிறுவனம் தன் சத்து தயாரிப்பை நம்மை நோக்கி நீட்டுகிறது. எங்கள் தயாரிப்பை உங்கள் குழந்தைகள் பயன்படுத்தினால் நன்றாக வளர்ந்து விடுவார்கள் என்று கூறுகிறது.

நாம் பொது அறிவிலிருந்து யோசிப்போம். சாதாரண உணவு உண்ணுகிற குழந்தைகள், அரசின் மதிய உணவு, சத்துணவு திட்டங்களில் சாப்பிடுகிற குழந்தைகள் அல்லது சரிவர உணவு கிடைக்காத குழந்தைகள் இவர்களில் எந்தக் குழந்தையாவது குட்டையாக இருக்கிறதா? உயரத்திற்கும் அவர்கள் உண்ணுகிற உணவிற்கும் நேரடியாக எந்த ஒரு தொடர்பும் இல்லை. உயரத்தை மரபணுக்கள் தீர்மானிப்பதாகச் சொல்லப்படும் இந்த நவீன காலத்தில் ஒரு சத்து மாவு (?) எப்படி உயரத்தை அதிகரிக்க உதவும்? அந்த நிறுவனம் கூறுகிறது... நிரூபிக்கப்பட்ட ஆய்வு என்று.

குழந்தைகள் இயல்பாக வளர்கிற தன்மையுள்ளவர்கள். என்ன விதமான உணவு கொடுத்தாலும் அவர்கள் வளர்வதைத் தடுக்க முடியாது. அதே போல ஒரு குழந்தையின் வளர்ச்சிக்கும், இன்னொரு குழந்தையின் வளர்ச்சிக்கும் பெரிய அளவில் வேறுபாடு இருக்கும். இப்படி தானாக வளர்கிற குழந்தைக்கு ஏதாவது ஒரு பொருளைக் கொடுத்து விட்டு அதைக் கொடுத்ததால் தான் வளர்கிறது என்று சொன்னால் எப்படி இருக்கிறது?

தினமும் சோப்புப் போட்டுக் குளிப்பதால் தான் உங்கள் குழந்தை வளர்கிறது என்று யாராவது சொன்னால் நீங்கள் நம்புவீர்களா? அதே போன்ற பொய்தான் எங்கள் தயாரிப்பைக் கொடுத்ததால் தான் குழந்தை வளர்கிறது என்பதும்.

இந்த தயாரிப்பை அறிவியல் பூர்வமாக எப்படியெல்லாம் நிரூபிக்கலாம்?

உடல் வளர்ச்சி நின்று விடுவதாக நம்பப்படும் 30 வயதிற்கு மேல் உள்ளவர்களுக்கு இந்த தயாரிப்பைக் கொடுத்து வளர்த்துக் காட்டலாம். இல்லையென்றால் சராசரி உயரம் குறைவானவர்களைக்

கொண்ட நாடுகளில் (சீனா, ஜப்பான்) இந்த தயாரிப்பைக் கொடுத்து அனைவரும் வளர உதவலாம். இப்படி எங்காவது நிரூபிக்கப்பட்டிருந்தால் அது அறிவியல் பூர்வமான தயாரிப்பு. அப்படி வளர்க்க முடியுமா?

இப்படி ஒவ்வொரு விளம்பரத்தையும் கவனியுங்கள். பொய்களைச் சுமந்து கொண்டு நம் பணத்தைக் குறிவைத்து விளம்பரங்கள் எறியப்படுகின்றன. விளம்பரங்கள் நம்மை முட்டாள்களாக்குகின்றன. நம் ஆரோக்கியம் பற்றிய புரிதலை தன் சந்தைக்குத் தகுந்தாற்போல வடிவமைத்துக் கொள்கின்றன.

நம் உடலைப் பற்றிய அறிவின் மூலம் இப்படியான வியாபார உத்திகளைக் கண்டு விலகி விடுவதோடு, நம் உடல் நலத்தையும், பொருளாதாரத்தையும் பாதுகாத்துக் கொள்ளலாம். சரி... நம் உடல் பற்றிய ரகசியங்களை தெரிந்து கொள்ளலாமா?

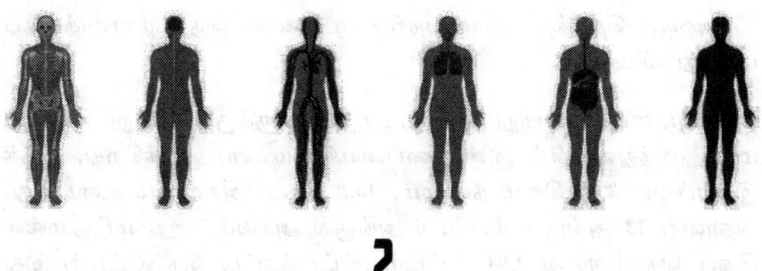

2

**இன்றைய வியாபாரச் சந்தையின்
மூலதனம் என்ன தெரியுமா நண்பர்களே?**

நாம் நினைப்பது போன்று பணம் மட்டுமல்ல. நம்முடைய அறியாமைதான் இந்த நூற்றாண்டு வணிகச் சந்தையின் முக்கிய மூலதனம்.

அதிலும் நம் உடல் பற்றிய தெளிவின்மையால், ஆரோக்கியத்தை உலகச் சந்தைகளில் கூவிக் கூவி விற்கிறார்கள். நாமும், நம் குடும்பத்தாரும் உடல் நலத்துடன் இருக்க ஒவ்வொரு பன்னாட்டுக் கம்பெனியும் அக்கறையுடன் இருக்கிறது. இதை நம்ப முடிகிறதா? நாம் நம் உடல் பற்றிய புரிதலை, ஆரோக்கியம் பற்றிய தெளிவை, நோய் பற்றிய விழிப்புணர்வை அடைவதால் மட்டுமே இந்தச் சந்தைப் பொருட்களில் இருந்து நாம் தப்ப முடியும்.

சரி... நாம் நம் உடலைப் பற்றி தெரிந்து கொள்வோம்.

மனித உடல் என்பது என்ன?

அது ஒரு அற்புதமான தானியங்கி இயந்திரம் என்று நமக்குக் கற்றுத் தந்திருக்கிறது கல்வி. நாம் நம் உடலை ஒரு கருவி என்று நம்புவது சரியா? உடல் ஒரு கருவியாக இருந்தால் அதற்கு சர்வீஸ் தேவைப்படுகிறது என்பதையும், அதன் உதிரி பாகங்களை மாற்ற வேண்டும் என்பதையும், அது தன்னைத்தானே சரி செய்து கொள்ளாது என்பதையும் சேர்த்து நம்ப வேண்டும். இல்லையா?

உலகத்தில் எங்காவது ஒரு கருவி தன்னைத்தானே சீர் செய்து கொள்கிறதா?

அப்படியானால் உடல் என்பது என்ன?

அதைத் தெரிந்து கொள்வதற்கு முன்னால் ஒரு உதாரணத்தைப் பார்த்து விடலாம்.

நம்முடைய வயிறு தெரியுமா உங்களுக்கு? வயிறு என்பது மருத்துவத்துறையில் இரைப்பையைக் (Stomach) குறிக்கிறது. இந்த இரைப்பை 30.5 செ.மீ நீளமும், 15.2 செ.மீ அகலமும் உடையது. அதாவது 12 அங்குல நீளம், 6 அங்குல அகலம். அது மட்டுமல்ல இதன் கொள்ளளவு 0.94 லிட்டர். (கிட்டத்தட்ட ஒரு லிட்டர்) இது தான் உடற்கூறியல் கொடுக்கிற அளவு.

இந்த அளவில் ஒரு பையை தைத்துக் கொள்வோம். இந்த நீள, அகலத்தின் படி ஒரு லிட்டர் திரவ உணவைப் பையில் செலுத்தினால் பிடிக்க முடிகிற அளவு திரவ உணவை உங்கள் இரைப்பையில் செலுத்த முடியுமா? இன்று முடிந்தாலும், நாளை அதே அளவு உணவை இரைப்பை ஏற்குமா?

சரி. திரவ உணவை விடுங்கள். நிறைய குடிக்க முடியாது. காலை உணவான இட்லியை எடுத்துக் கொள்வோம். இந்த அளவுள்ள பையில் ஒரு பத்து இட்லிகளைப் போடலாம். அதே அளவுள்ள நம் இரைப்பையில் பத்து இட்லிகளைப் போட முடியுமா? இன்று அதிகப் பசியாக இருக்கிறது. பத்து இட்லிகளையே சாப்பிட்டு விட்டதாக வைத்துக் கொள்வோம். ஆனால் பசியே இல்லாத இன்னொரு நாளில் அதே பத்து இட்லிகளைச் சாப்பிட முடியுமா? கொள்ளளவு ஒரு லிட்டர் என்று கூறும்போது பத்து இட்லிகளை ஏற்க வேண்டும் இல்லையா?

முடியாது என்பது நம் அனைவருக்கும் தெரியும். அப்படி வலுக்கட்டாயமாக சாப்பிட முயற்சி செய்தால் வாந்தியுணர்வும், குமட்டலும் ஏற்படும். ஒரு சாதாரணப் பையின் கொள்ளளவு எப்போதும் மாறாதது. ஏனெனில் அது ஒரு பொருள். உயிரற்றது. ஆனால், நம்முடைய இரைப்பை அப்படியா? ஒரு நேரம் நாமே ஆச்சரியப்படுமளவு உணவின் அளவு கூடும். இன்னொரு நேரம் ஒரு கவளம் உணவைக்கூட எடுத்துக் கொள்ளாது.

இதிலிருந்து நாம் என்ன புரிந்து கொள்ளலாம்? உயிருள்ள இரைப்பை என்பது வேறு. அதன் கொள்ளளவு, தேவை என்பது அனைத்தும் நொடிக்கு நொடி மாற்றத்திற்கு உரியது. சாதாரண பை என்பது வெறும் பொருள். அது அப்படியே தான் இருக்கும்.

நாம் நம்முடைய உயிருள்ள இரைப்பையை, வெறும் பையோடு ஒப்பிடுகிறோம். தினசரி இவ்வளவு உணவு, இவ்வளவு தண்ணீர் எடுத்துக் கொள்ள வேண்டும் என்றும், இத்தனை முறை சாப்பிட வேண்டும் என்றும் வலியுறுத்துகிறோம். ஆனால் நம்முடைய கணக்குகள் எல்லாம் உயிரற்ற பொருளான பையிற்குத்தான் பொருந்தும்.

உணவு குறித்தும், உண்ணும்முறை குறித்தும் வரும் அத்தியாயங்களில் விரிவாகப் பேசலாம். இங்கு நாம் புரிந்து கொள்ள வேண்டியது நம் உடல் ஒரு கருவி அல்ல; வெறும் பொருள் அல்ல என்பதை மட்டும் தான்.

நம்முடைய உடலின் தேவைகள், மாற்றங்கள் அனைத்தும் அக, புற மாற்றங்களால் தீர்மானிக்கப் படுகின்றன. நாம் நம் உடலை கருவியாகப் பார்ப்பதால் தினசரி குறிப்பிட்ட அளவுகளை நிர்ணயிக்கிறோம். இந்த அளவு முறைகள் சரியா?

மேலே நாம் பார்த்த இரைப்பையின் அளவு என்பது என்ன? எல்லா மனிதர்களுக்கும் இதே அளவுதான் இருக்குமா? அப்படி இல்லை. இது ஒரு சராசரி அளவு. இதுவரை மருத்துவ உலகம் பார்த்த பிணங்களின் இரைப்பைகள், அறுவை சிகிச்சையின் போது பார்த்த இரைப்பைகளின் அடிப்படையில் கொடுக்கப்பட்ட சராசரி அளவு. சராசரி என்றால் சரியான என்று அர்த்தமில்லை.

இந்த சராசரி அளவுகளை கணக்கில் கொண்டுதான் நம் உணவு உண்ணும் அளவை, தண்ணீர் குடிக்கும் அளவை தீர்மானிக்கிறோம். இந்த அளவுகள் பொதுவானவை. உங்களுடைய உடலின் தேவையை பொது அளவு நிர்ணயிக்காது. ஒரு உதாரணம் பார்க்கலாம்.

கடுமையான வெயிலில் வேலை செய்து கொண்டிருக்கிற தொழிலாளி ஒருவருக்கு தாகம் எடுக்கிறது. அவரால் எவ்வளவு தண்ணீர் அருந்த முடியும்? அவரவருடைய தாகத்தைப் பொருத்துத்தான் அவர் குடிக்கும் தண்ணீர் அளவும் இருக்கும். அவர் ஒரு லிட்டர் தண்ணீர் குடிப்பதாக வைத்துக் கொள்வோம். அவரைக் கண்காணிக்கும் நபர் 600 மில்லி மட்டும் குடிக்கிறார். ஏனென்றால் அவருக்கு உடல் உழைப்பு குறைவு. புற வெப்பநிலை காரணமாக இவ்வளவுதான் தண்ணீர் தேவைப்படுகிறது. அறைக்குள் இருக்கும் அலுவலக உதவியாளருக்கு 400 மில்லியும், ஏசி அறைக்குள் இருக்கும் அதிகாரிக்கு 200 மில்லியும் தேவைப்படுகிறது.

ஒவ்வொரு நபருக்கும் தாகத்தின் அளவு ஏன் வேறுபடுகிறது?

ஒவ்வொருவருடைய உடல் ரீதியான வேலைத்தன்மை, அவர் இருக்கும் இடத்தின் வெப்பநிலை இப்படி பல காரணங்களால் வேறுபடத்தான் செய்யும். இந்த நான்கு நபர்களுக்கு தனித்தனியான அளவுகளில் தண்ணீர் கொடுப்பதற்குப் பதிலாக நிர்ணயிக்கப்பட்ட சராசரி அளவைக் கொடுத்தால் என்ன ஆகும்?

நான்கு நபர்களுடைய மொத்த தண்ணீர்த் தேவை இரண்டு லிட்டர். இதை சராசரி அளவிற்கு கொண்டு வாருங்கள். மொத்த தண்ணீர் அளவை, நான்கால் வகுத்தால் சராசரி 550 மில்லி வருகிறது. ஒரு லிட்டர் தண்ணீர் தேவைப்படுகிற நபருக்கு 550 மில்லி கொடுப்பது 450 மில்லி பற்றாகுறையாகவும், 600 மில்லி தேவையுள்ள நபருக்கு 550 மில்லி கொடுப்பது 50 மில்லி குறைவாகவும் இருக்கும். அதே போல, 400 மில்லி தண்ணீர் தேவையுள்ள நபருக்கு 550 மில்லி கொடுப்பது 150 மில்லி அதிகமாகவும், 200 மில்லி தேவையுள்ளவருக்கு 550 மில்லி கொடுப்பது 350 மில்லி அதிகமாகவும் இருக்கும்.

அப்படியானால் இந்த சராசரி அளவு யாருக்குப் பொருந்தும்?

மனித உடலுக்கு சராசரி என்பதே பொருந்தாது என்பதுதான் உண்மை. ஒவ்வொரு நபரின் தேவைக்கும் தனித்தனிக் காரணங்கள் உண்டு. சராசரி என்பது வெறும் கணக்கில் இருந்து பிறப்பது. இப்படித்தான் நம் உடல் பற்றிய சராசரி அளவுகள் அனைத்தும் நமக்குப் பொருந்துவதில்லை.

மனித உடல் ஒரு கருவியாக, உயிரற்ற இயந்திரமாக இருக்குமானால் இந்த அளவுகள் பொருந்தும். ஆனால் நம் உடல் இயந்திரமில்லையே?

அதே போல, ஒரு பாட்டிலில் தண்ணீர் வைத்திருக்கிறோம். அந்தப் பாட்டிலில் ஒரு துளையிட்டால் என்ன ஆகும்?

அதிலுள்ள நீர் முழுவதும் வெளியேறி விடும். ஆனால் நம் உடலில் ஊசி குத்தி விடுகிறது. இப்போது என்ன நடக்கும்? உடலில் உள்ள எல்லா இரத்தமும் வெளியேறி விடுகிறதா என்ன? அப்படி வெளியேறுவதில்லை. ஏனென்றால் நம் உடல் ஒரு பையோ, பாட்டிலோ இல்லை.

உயிருள்ள, தன்னைத் தானே சீர் படுத்திக் கொள்ளும் அற்புதம்தான் நம் உடல்.

உடல் ஒரு கருவியல்ல என்பதைப் புரிந்து கொண்டுள்ளோம். சரி... அது தன்னைத் தானே சீர் படுத்திக் கொள்கிறது என்பதை எப்படி நம்புவது?

அடுத்தடுத்த அத்தியாயங்களில் உடலின் சீர் படுத்தும் தன்மை பற்றியும், அதன் அந்நிய எதிர்ப்பு பற்றியும் விரிவாகப் பார்க்கலாம்.

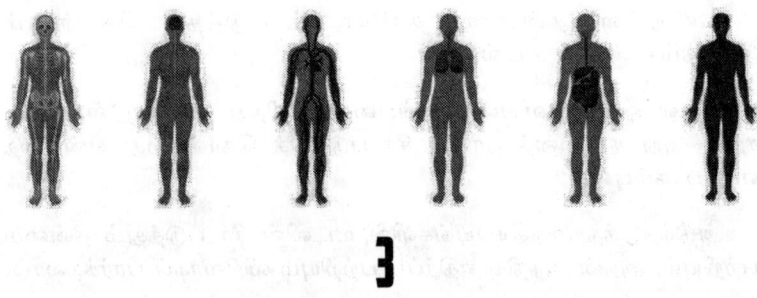

3

உடல் என்பது ஒரு உயிரற்ற இயந்திரமல்ல. ஒரு சாதாரண கருவிக்கும் உடலிற்கும் அடிப்படையிலேயே வேறுபாடு இருக்கிறது. நாம் நம் உடலை ஒரு கருவியாகக் கருதுவதன் மூலம் அதற்குத் தேவையானவை என்று நாம் கருதுகிற பொருட்களை உடலுக்கு உள்ளே தள்ளுகிறோம். ஒரு இயந்திரத்துக்கு என்னென்ன கொடுத்தால் வேலை செய்யுமோ அதே போல நம் உடலுக்கு இந்தவகை உணவுகள், இவ்வளவு அளவுகளில் கொடுக்கலாம் என்று நாம் தீர்மானிக்கிறோம். சில உதாரணங்கள் மூலம் உடலுக்கும், பொருளுக்குமான அடிப்படை வேறுபாடுகளைப் பார்த்தோம். ஆக, உடல் என்பது பொருளல்ல. அதன் தேவைகள் நொடிக்கு நொடி மாறுதலுக்கு உட்பட்டவை. நாம் உடலுக்கு வெளியில் கணக்குகள் மூலம் தீர்மானிக்கும் அளவுகள் உடலுக்கு எதிரானவை.

உடல் - தன்னைத் தானே சீர் படுத்திக்கொள்ளும் அற்புதம் என்று பார்த்தோம். நம்முடைய உடல் எப்படி தன்னைத்தானே சீர்படுத்திக் கொள்கிறது? அதுவும் நம்முடைய உதவியில்லாமல்?

மறுபடியும் ரத்தத்திற்கே வரலாம். நம்முடைய உடலில் ஒரு நீளமான, ஆழமான காயம் ஏற்பட்டு விடுகிறது. காயத்தில் இருந்து ரத்தம் வெளியேறிக் கொண்டிருக்கிறது. இது எவ்வளவு நேரம் நீடிக்கும்? ரத்தத்தை தடை ஏற்படுத்தி நாம் முயன்று நிறுத்தாவிட்டால் உடலிலுள்ள ஒட்டுமொத்த ரத்தமும் வெளியேறிவிடும் என்று நாம் நினைக்கிறோம். ஆனால் உண்மையில் அப்படி நடக்குமா?

உடலில் இருந்து ரத்தம் வெளியேறத் துவங்கியவுடன் அது காற்றுடன் வினைபுரிகிறது. தோலின் மேற்பகுதியில் காற்றுடன் வினைபுரியும் ரத்தம் பசையாக மாறுகிறது. உடலில் ஏற்கனவே இறந்த செல்களைப் பயன்படுத்தி இந்தப் பசை உடலால் உருவாக்கப்பட்ட ஒன்று. நம் ரத்தத்தில் உள்ள வெள்ளை அணுக்கள் காயம்பட்ட இடத்திற்கு வந்து, உடலின் வெளிப்புறத்தில்

இருந்து உடலுக்கு ஊறு விளைவிக்கும் துகள்கள் எதுவும் உள்ளே செல்லாதவாறு பாதுகாக்கிறது. காயத்தில் ஏற்கனவே ஊடுருவி இருக்கும் துகள்களை அகற்றுகிறது. எளிமையாகச் சொன்னால் காயத்தைச் சூழ்ந்து தூய்மைப்படுத்துகிறது. ரத்தத்தில் உள்ள இன்னொரு அணு பிளேட்லெட்டுகள் என அழைக்கப்படும் ரத்தத் தட்டுக்கள். இவை காற்றுடன் வினைபுரிந்து பைப்ரினோஜன் என்ற நூல் இழைகளை உருவாக்குகிறது. இந்த இழைகள் காயத்தின் மேற்புறத்தில் கிழிந்த தோலை இணைக்கும் வேலையிலும், காயமுற்ற தசைகளை சரி செய்யும் வேலையிலும் இறங்குகின்றன.

தோலின் மேற்புறம் பசையாலும், இழைகளாலும் மூடப்படுவதால் சில நிமிடங்களில் ரத்தம் உறைந்து வெளியேறுவது தடைப்படும். இதை ஆங்கிலத்தில் கிளாட்டிங் டைம் என்று சொல்வார்கள். ரத்தம் தானே உறைந்து தன் வெளியேற்றத்தை நிறுத்திக் கொள்வது.

நம் உடலில் இருந்து தேவையற்ற ரத்த வெளியேற்றத்தை முதற்கட்டமாக தானே நிறுத்திக் கொள்கிறது ரத்தம். இந்த முயற்சியில் முழு வெற்றி கிடைக்காத போது ரத்தம் உறைதல் தாமதமாகும். போதிய ஆரோக்கியம் இல்லாத நபர்கள், எதிர்ப்பு சக்தி குறைந்த நபர்கள், ரத்தத்தில் கலந்துள்ள நாம் சாப்பிடும் இரசாயனங்கள் போன்ற காரணங்களால் ரத்தத்தின் இந்த உறைதல் இயக்கம் தாமதமாகலாம். ஆனாலும் உடல் அப்படியே விட்டு விடுவதில்லை. ஏனென்றால் நம் உடலின் அடிப்படை அமைப்பான, தேவையான ரத்தம் வெளியேறுவதை உடல் விரும்பாது. ரத்த உறைவு முயற்சியைத் தொடர்ந்து தோலை இணைக்கும் வேலையையும் ரத்தம் செய்யும். இதனை பிளீடிங் டைம் என்று சொல்வார்கள். ரத்தம் தானாக உறைவதில் தாமதம் ஏற்பட்டாலும், தோலை இணைத்து ஒரு தடையை ஏற்படுத்துவதன் மூலம் ரத்த வெளியேற்றத்தை உடல் தடைசெய்கிறது.

இத்துடன் உடலின் வேலைகள் முடிந்து விடுவதில்லை. அந்த காயத்தினால் ஏற்பட்ட தசை, தோல் பாதிப்புகளைச் சரி செய்யும் வரைக்கும் தொடர்ந்து உடல் அந்தப் பகுதிக்குத் தேவையான அனைத்து உதவிகளையும் செய்துகொண்டே இருக்கும்.

நமக்கு ஒரு காயம் ஏற்படுகிறது. உடலின் உதவியால் தானே ரத்தம் நின்று போகிறது. சரி. ஆனால் தானாகவே சரியாகிவிடுமா?

உங்களுக்கு காயங்களில் அனுபவம் இருக்குமே? ஏதாவது ஒரு காயத்தை மருந்துகள் எதுவும் போடாமல் அப்படியே

விட்டு பார்த்திருக்கிறீர்களா? அந்தக்காயம் மருந்து போடாததால் பெரியதாகி, அழுகிப் போய் விடுகிறதா?

இல்லை. அவ்வாறு நிகழ்வது இல்லை. ஏனென்றால் ஒரு காயத்தை முற்றிலும் குணமாக்கி, அதன் தழும்பை நீக்கும் வரை உடல் தொடர்ந்து வேலை செய்கிறது. எவ்வளவு பெரிய காயமானாலும் சரி. நாளுக்கு நாள் அதை ஆற்றி, அதன் தொந்தரவுகளில் இருந்து நம்மை விடுவித்துக் கொண்டேயிருக்கிறது. இதுதான் உடலின் சீர்படுத்தும் திறன். இந்த சீர்படுத்துதலின் ஒரு பகுதியைத்தான் நவீன மருத்துவம் எதிர்ப்பு சக்தி என்ற வார்த்தையால் குறிப்பிடுகிறது.

ஒரு சிறிய அல்லது பெரிய காயத்திற்கே இவ்வளவு வேலை செய்யும் உடல் சீர்படுத்தும் திறன் இல்லாததா? அதற்கு உதவி செய்வதாக நினைத்துக் கொண்டு நாம் செய்பவைகள் உண்மையிலேயே உடலை சீர்படுத்துகின்றனவா? எல்லா மனிதர்களுக்கும் இந்த சீர்படுத்தும் திறன் இருக்குமா? இப்படி பல கேள்விகள் எழக்கூடும். உடலைப் பற்றி வெவ்வேறு பரிமாணங்களில் நாம் அறியும் போது இதற்கான பதில்களை நீங்களே சொல்லிவிட முடியும்.

சரி வாருங்கள். சீர் படுத்தும் ஆற்றலின் இன்னொரு பகுதியைப் பார்க்கலாம்.

சீர்படுத்தும் ஆற்றல் என்பது உடல் எப்போதெல்லாம் சோர்வடைந்து இருக்கிறதோ, அல்லது பாதிப்படைந்து இருக்கிறதோ அதை சரி செய்யும் வேலையைச் செய்வதுதான். காயம் என்ற பாதிப்பை சீர்படுத்திக் கொள்வதைத்தான் நாம் பார்த்தோம். இன்னொரு உதாரணம். நம்முடைய உடல் தொடர் வேலைகளால் சோர்வடைந்து விடுகிறது. நிற்கவும், பேசவும் கூட சக்தியில்லாத அளவிற்கு உடல் பலவீனமாக இருக்கிறது. இப்போது இந்த உடலை சீர் படுத்துவது யார்? நம்முடைய கணக்குகள் மூலம் தேவையான சத்துக்களை உடலிற்குள் ஏற்றிக் கொண்டால் உடல் பலமடைந்து விடுமா? அல்லது ஒரு ஓய்வின் மூலம் உடலை வேலை செய்யவிட்டால் பலமடையுமா?

பலவீனமாக களைத்துப் போயிருக்கும் ஒருவரை ஓய்வெடுக்க அனுமதித்தால் என்ன ஆவார்? நாள் முழுவதும் உடல் சோரும் அளவிற்கு உழைக்கிறோம் என்று வைத்துக் கொள்ளலாம். கை, கால்கள் எல்லாம் அயர்ச்சியடைந்துள்ளன. இந்த நிலையில் இரவு தூங்குகிறோம். மறுநாள் காலை எழும் போது முதல் நாளின் சோர்வு

அப்படியே இருக்குமா? அல்லது குறைந்திருக்குமா? நிச்சயமாக குறைந்திருக்கும் அல்லது நீங்கியிருக்கும். இது எப்படி ஏற்பட்டது? இதுதான் உடலின் சீர்படுத்தும் ஆற்றல்.

பலவீனம் அடைந்திருக்கும் உடலின் உள்ளுறுப்புக்களை புத்துணர்வு அடைய வைப்பது உடல்தான். சோர்வை நீக்கி, உடலின் அயர்ச்சியைப் போக்கியது உடல்தான். இதை உடல்தான் செய்கிறது என்பதை நாம் கவனிக்கத் தவறுகிறோம். சோர்வாக இருக்கும் போது நாம் அருந்திய சத்து பானமோ அல்லது இரசாயன மருந்தோதான் நமக்கு புத்துணர்ச்சியை அளித்திருக்கும் என்று நம்புகிறோம். ஆனால் உண்மையில் உடல் என்னும் மருத்துவர் தன்னைத்தானே சரி செய்து கொள்கிறார்.

சீர்படுத்தும் ஆற்றல் என்று சொல்லி வந்தீர்கள், சரி. திடீரென்று உடல் என்னும் மருத்துவர் என்றால்? அவர் எங்கிருந்து வந்தார்? என்ற உங்கள் கேள்வி நியாயமானதுதான்.

ஒரு காயத்திற்கு பசை போட்டு ஒட்டி, கிழிந்த தோலை இழைகளால் தைத்து, வெளியேறுகிற ரத்தத்தை தடுத்து நிறுத்தி, நமக்கு ஊறு விளைவிக்கும் துகள்கள் நமக்குள் புகுந்து விடாமல் காப்பாற்றி, அந்தக்காயம் முற்றிலும் ஆறுகிற வரை கவனித்து நம் உடலைக் காப்பாற்றியவர் யார்? அவர் தான் நம் உடல் என்னும் மருத்துவர்.

சோர்வுற்ற உள்ளுறுப்புகளைப் பராமரித்து, அவற்றுக்கு புத்துணர்ச்சியூட்டி, செப்பனிட்டு மறுபடியும் வேலை செய்யும் சுறுசுறுப்பை தந்தவர் யார்? அவர்தான் நம் உடல் என்னும் மருத்துவர். இந்த மருத்துவர் நாம் பிறக்கும் போதே நம்முடன் பிறந்துவிட்டார். அவருடைய வேலைகளை நாம் உணர்ந்தால் அவருடைய தன்மையை நாம் புரிந்து கொள்ள முடியும். வேறு மருத்துவரையும் நாம் தேட வேண்டியதில்லை.

இனி நாம் நம் மருத்துவரைப் பற்றியே பேசலாம். நம்முடைய உடல் தனக்குத் தானே மருத்துவம் பார்த்துக் கொள்ளும். இயந்திரத்தால் அது முடியாது. அதுதான் நமக்கும் இயந்திரத்திற்குமான அடிப்படை வேறுபாடு. இந்த உடல் மருத்துவராக இருப்பதால் தான் நாம் ஆரோக்கியமாக உயிர் வாழ்கிறோம். சரி. நம் மருத்துவர் என்ன விதமான வேலைகளைச் செய்கிறார்?

நாம் ஏற்கனவே பார்த்த உதாரணங்களில் சோர்வுற்ற உடலுக்குப் புத்துணர்ச்சியூட்டியதும், காயங்களை ஆற்ற உடலிற்கு உதவியதும் இந்த மருத்துவர்தான். நம் மருத்துவருடைய ஆற்றல் தான் சீர்படுத்தும் ஆற்றல். இதுபோன்று இன்னும் ஏராளமான வேலைகளை நம் உடலில் இந்த மருத்துவர் செய்கிறார். மருத்துவருடைய சீர்படுத்தும் ஆற்றலை உணர இன்னும் சில விஷயங்களை பார்க்கலாம்.

ஒரு நபருக்கு கை எலும்பு கீறல் விழுந்துவிட்டது என வைத்துக் கொள்ளலாம். ஏதோ ஒரு எதிர்பாராத விபத்து அல்லது தவறி விழுந்ததால் ஏற்பட்ட எலும்பு கீறல். இந்தக் கீறலை சரி செய்ய நம்முடைய தாத்தாமார்கள் என்ன செய்தார்கள் தெரியுமா? கீறல் விழுந்த பகுதியை அதன் வெப்பத்தைக் கொண்டும், வீக்கம், வலி போன்ற அறிகுறிகளைக் கொண்டும் கண்டுபிடிப்பார்கள். மேற்கூறிய தொந்தரவுகளை வைத்து எலும்பில் ஏற்பட்டுள்ளது கீறலா அல்லது முறிவா என்பதைக் கூட கண்டுபிடித்து விட முடியும். அப்படி கண்டுபிடித்த பின்பு கையின் வெளிப்புறத்தில் மேலும், கீழுமாக இரண்டு மரத்துண்டுகளை வைத்து கை அசையா வண்ணம் கட்டுப் போட்டு விடுவார்கள். இதுதான் சிகிச்சை.

பாதிக்கப்பட்ட எலும்புப் பகுதியை அசைய விடாமல், அதன் இணைப்பை உறுதிப்படுத்தும் விதமாக ஒரு கட்டு மட்டும் போட்டால் போதுமா? ஆமாம் போதும். நம் உடல் என்னும் மருத்துவர் கீறல் விழுந்த அல்லது முறிந்த பகுதியை ஒட்டி விடுவார். அதற்கென்று தனியாக மருந்துகளோ, ஒட்டும் பசையோ தேவையில்லை. அதெப்படி தானாக ஒட்டிக் கொள்ளும்?

முறிந்த எலும்பு அல்லது கீறல் விழுந்த எலும்பு தானாக இணைந்து கொள்ளும் அதுதான் எலும்பின் இயல்பான குணம். உயிருள்ள உடலினுள் முறிந்த எலும்புகளை இணைத்துக் கட்டிவிட்டால் அது படிப்படியாக இணைந்துவிடும் என்பதுதான் அறிவியல். அதை அறிந்திருந்தார்கள் நம் தாத்தாக்கள். இப்படி கட்டுப் போடுவது கீறல் விழுந்த பகுதி இணைவதற்கு ஏற்ற வகையில் அது அசையாமல் இருப்பதற்குத் தானே தவிர வேறு காரணம் இல்லை. இப்படி வெளியில் இருந்து உதவி செய்தால் போதும். உடல் என்னும் மருத்துவர் உடலுக்குள் செய்ய வேண்டிய வேலைகளை அவர் பார்த்துக் கொள்வார்.

இப்போது நவீன மருத்துவத்தில் முறிந்த அல்லது கீறல் விழுந்த கை எலும்பை இணைக்க இதே முறையைத்தான் பின்பற்றுகிறார்கள்.

ஆனால் வேறு மாதிரியாக. உடைந்த கை எலும்பை அசையாமல் பார்த்துக் கொள்ள என்ன செய்கிறார்கள் தெரியுமா? கையின் மேற்புறம் உள்ள தோலை அறுவை சிகிச்சை மூலம் கிழித்து, கீறல் விழுந்த எலும்பை துளையிடுகிறார்கள். கீறலின் மேல் ஒரு உலோகத் தகட்டை (பிளேட்) நான்கு புறமும் துளையிட்டு, எலும்பிலும் துளையிட்டு அதனை நான்கு உலோக போல்ட், நட்டுக்கள் மூலம் இணைக்கிறார்கள். துளையிடும் கருவி (ட்ரில்லர்), போல்ட், நட்டு போன்ற வார்த்தைகளைக் கேட்டு உங்களுக்கு மெக்கானிக்கல் ஷாப் நினைவிற்கு வந்தால் அதற்கு நான் பொறுப்பில்லை. உண்மையிலேயே மேற்கண்ட உபகரணங்கள் அறுவை சிகிச்சையில் பயன்படுத்தப்படுகின்றன.

உலோகத் தகடு பொருத்தப்பட்ட எலும்பையும் கிழிக்கப்பட்ட தோலையும் தைத்து மூடி விடுவார்கள். இதுதான் இப்போதைய எலும்பு முறிவு மருத்துவம். எலும்பை அசைக்காமல் இணைப்பில் வைத்திருப்பதுதான் மேற்சொன்ன இரண்டு முறைகளின் பொதுத்தன்மை. அப்படி அசையாமல் வைத்திருப்பதன் மூலம் முறிவு தானாகச் சரியாகிறது. கையின் மேற்புறத்தில் வைக்கப்பட்ட மரத்துண்டுகள் மூலம் புதிய தொந்தரவுகள் எதுவும் தோன்றுவதில்லை. அவற்றை அகற்றுவதும் மிகச் சுலபம். கட்டைப் பிரித்து எறிந்தால் மரத்துண்டுகள் தானாக விழுந்து விடும். உடலின் மேற்பகுதியில் இவை வைக்கப்படுவதால் தோலைக் கிழிக்க வேண்டிய அவசியமில்லை. தோலின் மேற்பகுதியிலேயே கட்டு போடப்படுவதால் எலும்புகளை துளையிட வேண்டிய அவசியமும் இல்லை.

அறுவை சிகிச்சை மூலம் இணைக்கப்பட்ட எலும்பும், வெறுமனே மரத்துண்டுகளால் இணைக்கப்பட்ட எலும்பும் ஒரே காலத்தில்தான் இணைகிறது. ஏனென்றால் இந்தக் கட்டுகளோ, அறுவை சிகிச்சையோ அந்த எலும்பை இணைக்கப் போவதில்லை. நம் உடல்தான் எலும்புகளை குணப்படுத்தப் போகிறது. சரியாகச் சொல்வதானால் மரத்துண்டுகள் மூலம் இணைக்கப்பட்ட எலும்புதான் எளிமையாகவும், வேகமாகவும் இணையும். ஏன்? கிழிக்கப்பட்ட தோல் இணைந்து, அந்தக் காயம் மறைந்து, துளையிடப்பட்ட எலும்பு சரியாகி, கீறலும் சரியாக வேண்டும் என்பதால் அறுவை சிகிச்சை மூலம் இணைக்கப்படும் எலும்பு தாமதமாகத்தான் இணையும்.

தவறி விழுந்து எலும்பில் ஏற்பட்டது ஒரே ஒரு கீறல்தான். அறுவை சிகிச்சை மூலம் உலோகத் தகட்டை வைப்பதற்காக நாம் ஏற்படுத்திய துளைகள் நான்கு. ஒரு இடத்தில் ஏற்பட்ட கீறலை குணமாக்க நான்கு இடத்தில் எலும்புத்துளைகள். தோலை கிழித்ததற்காக தையல். இந்த வலியை உணராமல் இருப்பதற்காக போதை மருந்துகள். இப்படி உடலிற்குள் நாம் அனுப்பும் இரசாயனங்கள் அதிகம். உடல் என்னும் மருத்துவர் எலும்பை இணைக்கப் போகிறார். நாம் அவருக்கு துணையாக சில வெளிப்புற உதவிகள் செய்ய வேண்டும். அவ்வளவுதான். நாம் செய்யும் உதவிகளே உடலுக்கு மேலும் தொந்தரவுகளை ஏற்படுத்தக்கூடாது. அதன் அடிப்படை ஆரோக்கியத்தை சீர்குலைக்கவும் கூடாது.

சரி வாருங்கள். அறுவை சிகிச்சைக்கே வருவோம். இப்போது உலோகத்தகடை உள்ளே வைக்கும் வேலை முடிந்து, தோலை தைத்து சில மாதங்களில் கை சரியாகி விடுகிறது. இத்தோடு முடிந்ததா என்றால் இல்லை. கை எலும்பு முழுமையாக குணமான பின்பு, உள்ளே நாம் வைத்த தகடு என்ன ஆகும்? அது அப்படியேதான் இருக்கும். ஆனால் உடல் என்னும் மருத்துவர் அவருடைய அவசர வேலைகள் எல்லாம் முடிந்தவுடன் நாம் பொருத்திய உலோகத்தைக் கவனிப்பார். இந்த உலோகம் உடலின் ஒரு பகுதி அல்ல என்பது அவருக்குத் தெரியும் தானே? இது அந்நியப்பொருள் என்பதால் இந்த உலோகத்தகட்டை வெளியே தூக்கிப் போடுமாறு உடலுக்கு கட்டளையிடுவார் நம் அக மருத்துவர். அவ்வளவுதான். உடலின் எதிர்ப்பு சக்தி அந்நியப்பொருள் உள்ள இடத்தில் குவியத்தொடங்கும். எலும்பையும், உலோகத்தகட்டின் இணைப்பையும் துண்டிப்பதற்காக உடல் சீழைச் சுரக்கும். இப்போது நமக்கு வலி தோன்றும்.

சிகிச்சை முடிந்து எலும்புகள் இணைந்து விட்டன. இப்போது எதற்கு வலிக்கிறது என்ற குழப்பத்தோடு மறுபடியும் மருத்துவமனைக்குச் சென்றால் அங்கு கூறுவார்கள். உள்ளே நாம் வைத்த தகட்டை உடல் நிராகரிக்கிறது. அதனால் தான் வலி ஏற்படுகிறது. இந்த வலியை நீக்க இரண்டு வழிகள் உள்ளன. ஒன்று - வலி ஏற்படும் போதெல்லாம் ஒவ்வாமைக்கான மருந்துகளையும், வலி மறைக்கும் போதை மருந்துகளையும் சாப்பிட்டுக் கொள்வது. இரண்டாவது வழி - மறுபடியும் தோலைக் கிழித்து நாம் வைத்த உலோகத்தகட்டை நீக்கி விடுவது.

ஒரு வழியாக மறுபடியும் அறுவை சிகிச்சை செய்து தகட்டை நீக்கி விடுகிறோம். உலோகத்தகடு நான்கு மூலைகளிலும் போடப்பட்ட போல்ட், நட்டுகள் நீக்கப்பட்டு வெளியே எடுக்கப்படுகிறது. இப்போது எலும்பில் எத்தனை துளை இருக்கும்? இதென்ன ஒண்ணாம் வகுப்பு கேள்வி என்று நினைக்காமல் பதில் சொல்லுங்கள். நான்கு துளைகள்தான். இந்த நான்கு துளைகள் எவ்வாறு சரியாகும் என்று மருத்துவரிடம் கேளுங்கள். அவர் ஒரு அற்புதமான பதிலைத் தருவார், "தானாகவே சரியாகும்" என்று.

நாம் செயற்கையாக துளையிட்ட எலும்புத் துளைகளே தானாகச் சரியாகும் போது, இயற்கையாக ஏற்பட்ட எலும்புக் கீறல் தானாகச் சரியாகாதா? இரண்டுமே சரியாகும். ஏனென்றால் நமக்குள் மருத்துவர் ஒருவர் இருக்கிறார் அல்லவா? எதற்காக கிராமங்களில் மரத்துண்டுகள் வெளிப்புறமாக முறிவுக்கு பயன்படுத்தப்படுகின்றன என்பது புரிகிறதுதானே? ஆக, வெளிப்புறமாக நாம் செய்யும் உதவிகள் மருத்துவம் இல்லை. நம் உடலுக்குள் இருக்கும் மருத்துவர் செய்வதுதான் மருத்துவம்.

இந்த அக மருத்துவரை முழு திறனோடு, எல்லாவற்றையும் சரி செய்யும் தன்மையோடு வைத்துக் கொண்டால் நம் ஆரோக்கியம் எப்படி இருக்கும்? அவரை எவ்வாறு முழு ஆற்றலோடு வைத்துக் கொள்வது?

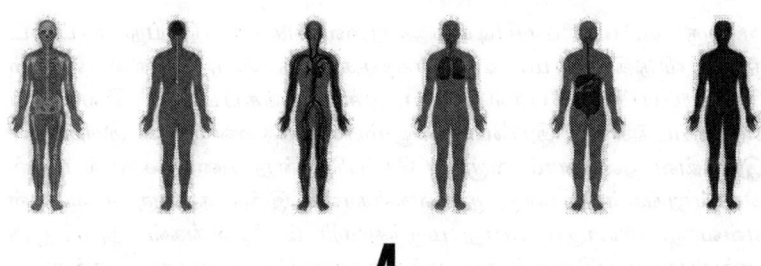

4

நம்முடைய உடல் என்னும் மருத்துவர் நம் ஆரோக்கியத்திற்காக பலவிதமான வேலைகளைச் செய்து வருகிறார் என்பதை நாம் பார்த்துள்ளோம். உடலை நாம் ஒரு கருவியாகக் கருதி பார்க்கிற பொருட்களையெல்லாம் உள்ளே தள்ளினாலும், நம்முடைய தராசு அளவீடுகளை வைத்து உள் தேவைகளைக் கணக்கிட்டுச் சாப்பிட்டு வந்தாலும் உடல் என்னும் மருத்துவர் தன் வேலைகளில் தவறுவதில்லை. சீராகச் செய்து கொண்டிருப்பார்.

உடலிற்குத் தேவையான எந்த ஒன்றையும் அவர் வெளியே செல்ல அனுமதிப்பதில்லை. ஒரு காயம் ஏற்பட்ட போதும் ரத்தத்தை தேவைக்கேற்ப வெளியேற்றி, அதன் செல்களைக் கொண்டே காயத்தைக் குணப்படுத்துவதை முந்தைய அத்தியாயங்களில் பார்த்தோம். அதே போல எலும்புகளில் ஏற்படும் கீறலையும் அக மருத்துவர் அற்புதமாகக் குணப்படுத்துவதையும் கண்டோம்.

நம் உடல்நலக் கோளாறுகளுக்காக நாம் செய்துகொள்ளும் மருத்துவங்கள் எதுவும் நோய்களைக் குணப்படுத்தாது. நம்முடைய உடல் என்னும் மருத்துவர்தான் உடலைச் சீர்படுத்தி ஆரோக்கியமாக இருக்கச் செய்கிறார். அப்படியானால் மருத்துவங்கள் பயனற்றவையா? என்று நீங்கள் கேட்கலாம். மருத்துவங்கள்தான் நம்முடைய ஆரோக்கியத்தைக் காப்பவை என்று வைத்துக் கொண்டால் ஒரு உயிரற்ற உடலுக்கு சிகிச்சை கொடுத்து சரிசெய்ய முடியுமா? முடியாது. ஏனெனில் உயிர்தான் உடலின் ஆதாரம். அது இருக்கும் போதுதான் நம்முடைய எந்த ஒரு செயலுக்கும் பலனிருக்கும். நாம் நம் உடலிற்காகச் செய்துகொள்ளும் மருத்துவங்களை விட உடல் என்னும் அக மருத்துவருக்கு உதவி செய்தால் அவர் உடல் நலத்தைத் தருவார். அப்படி உதவி செய்யா விட்டாலும் அவர் தன்னியல்பில் உடல்நலத்தைத் தருவார். இங்கே நாம் புரிந்துகொள்ள வேண்டிய விஷயம் நாம் எந்த விதமான மருத்துவங்களை மேற்கொண்டாலும்

நம் உடலுக்கு நலனை ஏற்படுத்திக் கொள்வது நம்முடைய உடல்தான். உடல் என்னும் மருத்துவர்தான்.

நம்முடைய உடல் தன்னைத்தானே சரிசெய்து கொள்ளும் தன்மை கொண்டது. உள்ளுறுப்புக்களின் நலனைப் பராமரிப்பதிலும், உடலின் சமநிலையைப் பாதுகாப்பதிலும் நம் உடல் தனக்கான அறிவைப் பெற்றுள்ளது.

உடல் தன்னைத்தானே சரி செய்துகொள்ளும் தன்மை கொண்டது என்பதை சில உதாரணங்கள் மூலம் பார்த்தோம். மேலும் இதனை ஆழமாகப் புரிந்து கொள்ளும் முன்னர் இந்த உடலின் அடிப்படை இயல்புகளைப் புரிந்துகொள்ளலாம்.

நம் உடலின் ஒட்டுமொத்த இயக்கத்தையும் நான்காகப் பிரித்துக் கொள்ளலாம்.

ஒன்று   -   உருவாக்குதல்

இரண்டு -   நீக்குதல்

மூன்று   -   குணமாக்குதல்

நான்கு   -   அறிவித்தல்

இந்த நான்கு தளங்களில் தான் நம் உடல் இயங்குகிறது. நம்முடைய உடல் செய்யும் அனைத்துவிதமான தனித்தனியான வேலைகளைப் பட்டியலிட்டால் மேற்கண்ட நான்கு பிரிவுகளில் அவை அடங்கிவிடும். நம் உடலைப் பற்றி முழுமையாக அறிந்துகொள்ள இந்த நான்கு இயக்கங்களை அறிந்து கொண்டால் போதும்.

தனக்குத் தேவையானவற்றை இந்த உடல் தானே உருவாக்கிக் கொள்கிறது என்பதை நாம் முதல் விஷயமாகப் புரிந்துகொள்ளலாம்.

நாம் இந்த உடலை எங்கிருந்து பெற்றோம்?

அறிவியல் ரீதியாக இதற்கு விடையளிப்பது எளிது. நமது தாய் தந்தையுடைய உயிரணுக்களில் இருந்து உருவான செல்களின் கூட்டுத் தொகுப்புதான் நம்முடைய தோற்றம். நம்முடைய உடல். தாயின் கருவறையில் உருவான ஒற்றைச் செல்தான் நம்முடைய இந்த உடலுக்கு மூல ஆதாரம்.

அப்படி தாயின் கர்ப்பப்பையில் உருவான முதல் உயிரணு பல உயிரணுக்களாகப் பிரிந்து ரத்தக்கட்டியாக மாறுகிறது. நம்முடைய உடலில் இப்போது இருக்கும் எந்த ஒரு உறுப்பும் இல்லாத உயிரணு படிப்படியாக வளர்கிறது. இவ்வாறு உயிரியல் பாடத்தில் நாம் படித்த பழைய விஷயத்தை வெறுமனே நினைவுகூறாமல் இன்னும் சில விஷயங்களைப் புரிந்துகொள்ளலாம்.

ஒற்றை உயிரணுவாக இருந்து வளர்ந்து செல்லும் கரு தன்னிலிருந்தே அனைத்தையும் உருவாக்குகிறது. தனக்குத் தேவையான அனைத்தையும் தாயின் உடலில் இருந்து பெற்று தன்னைத்தானே உருவாக்கிக் கொள்கிறது. தசையை, எலும்புகளை, தலையை, கைகளை, முழுமை பெற்ற உடலை படிப்படியாக உருவாக்கிக்கொள்கிறது. இந்த உயிரணுவிற்கு எலும்பை உருவாக்க கால்சியமும், தசைகளை உருவாக்க புரோட்டீனும், இன்ன பிற சத்துக்களான மினரல்கள், வைட்டமின்கள், கார்போஹைட்ரேட்டுகள் போன்றவற்றை யார் கொடுத்தது? நாம் தினமும் இப்போது செய்வது போல ஸ்கேன் செய்து உயிரணுவிற்கான தேவைகள் என்னென்ன என்று தேவைகளைக் கண்டுபிடித்தோமா? ‘கருவில் வளரும் சிசுவின் வலது கை ஒரு செ.மீ.தான் வளர்ந்திருக்கிறது. உள்ளே கொஞ்சம் கால்சியத்தை அனுப்புங்கள். சரியாக வளரட்டும்’ என்று யாராவது சத்துக்களை அனுப்பி சிசுவை வளர்த்தோமா? அப்படியே நாம் கால்சியத்தை அனுப்பி வலது கை வளர உதவிசெய்ய முயற்சி செய்தால் நாம் அனுப்புகிற கால்சியம் சரியாக வலது கைக்குப்போய் சேர வேண்டுமே?

கருவில் வளரும் சிசுவின் உடல் தன்னுடைய தேவைகளை தாயிடமிருந்து தானே பெறுகிறது. தன் தசைகளை வளர்க்க தானே புரோட்டீனையும், எலும்புகளை வளர்க்க தானே கால்சியத்தையும் உட்கிரகித்துக் கொள்கிறது சிசு.

தனக்குத் தேவையானவற்றை உருவாக்கவும், உட்கிரகிக்கவும் உயிரணுவாக நாம் தோன்றிய போதே நம் உடலிற்குத் தெரியும். தனக்குத் தேவையான சத்துக்களைப் பெற்று தானே தன் உள்ளுறுப்புகளை உருவாக்கிக் கொள்ள வேண்டும் என்பதும் தெரியும்.

நம்முடைய கண்களை யார் உருவாக்கியது? நம்முடைய காதுகளை? நம்முடைய சிறுநீரகத்தை? நம்முடைய ஒவ்வொரு

உள்ளுறுப்பும், வெளியுறுப்புக்களும் உயிரணுவின் ஈர்ப்பாலும், உருவாக்கத்தாலும் தயாரிக்கப்பட்டவை.

உயிர் முழுமை பெறாத, உடல் முழுமைபெறாத ஒரு பிண்டத்தால் தன் தேவைகளை அறிய முடிகிற போது, தன் தேவைகளை ஈர்க்க முடிகிற போது நம்முடைய முழுவளர்ச்சி பெற்ற உடல் எந்த அளவிற்கு சக்தி பெற்றதாக இருக்கும்? ஆனால் சிசுவாக இருந்த போது நம்மால் எதுவெல்லாம் முடியுமோ அதுவெல்லாம் இப்போது முடியாது. எனவே சத்துக்களை கிலோ கணக்கில் வாங்கிச் சாப்பிடுங்கள் என்று மருந்துக் கம்பெனிகள் கூறுகின்றன. எவையெல்லாம் மருந்துக் கம்பெனிகளால் கூறப்படுகின்றனவோ அவையெல்லாம் மருத்துவத்தால் கூறப்பட்டவைகளாக இந்த நூற்றாண்டில் சித்தரிக்கப்படுகிறது. பல மருந்துக் கம்பெனிகள் விஞ்ஞானிகளை வேலைக்கு வைத்திருக்கின்றன. "மருந்துக் கம்பெனிகளின் மொழியில், கம்பெனிகளின் கிளிகளாக இருக்கிறார்கள் நம் மருத்துவப் பேராசிரியர்கள்" என்றும், "மருந்துக் கடைகளைப் பெருக்குவது மட்டும் மருத்துவம் இல்லை" என்று கூறிவருகிறார் ஆங்கில மருத்துவப் பேராசிரியர். டாக்டர் ஹெக்டே. இவர் மணிப்பால் பல்கலைக்கழகத்தின் முன்னாள் துணைவேந்தரும் ஆவார். மருந்து வணிகத்தைப் பற்றி அப்புறம் பேசலாம். உடலின் அடிப்படை வேலைகளுக்குத் திரும்புவோம்.

உடலின், உருவாக்கும் வேலை என்பது தன்னையே உருவாக்கிக் கொள்வதிலிருந்து துவங்குகிறது. ஒரு முழு மனிதனுக்குத் தேவையான அனைத்து உள்ளுறுப்புக்களையும், தட்ப வெப்பத்திற்கேற்ப தகவமைக்கும் திறனையும், இன்னும் ஆரோக்கியமாக வாழ்வதற்குத் தேவையான அடிப்படைகளையும் உருவாக்கிக் கொள்வதுதான் உடலின் உருவாக்கத்திறன் ஆகும்.

முழு வளர்ச்சிபெற்ற குழந்தையாக பிறந்த பின்னரும் இந்த உருவாக்கப் பணி தொடர்கிறது. சில எலும்புகள் குழந்தை பிறந்து ஐந்து வயது வரை உருவாகிக்கொண்டே இருக்கின்றன. முழுமைபெற வேண்டிய உள்ளுறுப்புக்களைப் பராமரிப்பதும், தொடர் வளர்ச்சியாக பற்கள் போன்ற அடுத்த கட்ட தேவைகளை உருவாக்குவதும் உடலின் உருவாக்கும் பணிதான்.

ஒவ்வொரு உயிரணுவிற்கும் ஒரு ஆயுள் உண்டு. உதாரணமாக ரத்த சிவப்பணுக்கள் 180 நாட்களில் இருந்து 220 நாட்கள் வரை உயிர் வாழும். இதே போல நம் உடலில் உள்ள ஒவ்வொரு உறுப்பிற்கும்,

அதன் ஒவ்வொரு உயிரணுவிற்கும் ஆயுள் உண்டு. இயற்கையால் நிர்ணயிக்கப்பட்ட இந்த ஆயுள்வரை அதனைப் பராமரிக்கத் தேவையான அத்தனை அம்சங்களையும், வாழ்வாதாரங்களையும் உருவாக்கிக் கொள்வதற்கான அடிப்படைப் பண்புகளை ஒவ்வொரு உயிரணுவும் பெற்றிருக்கிறது. தன் தேவைகளை தானே உருவாக்கிக் கொள்வதையும், தன் உறுப்புக்களை தானே உருவாக்கிக் கொள்வதையும் உயிரணுக்களின் கூட்டமைப்பான உறுப்புக்கள் செய்து கொள்கின்றன. இதைத்தான் உருவாக்கம் என்ற சொல் மூலம் புரிந்துகொள்ள முயல்கிறோம்.

ஒவ்வொரு உயிரணுவும் தன் தேவைகளை தானே உருவாக்கிக் கொள்கிறது என்று அறிவியல் கூறுவது உண்மையானால் நாம் இந்த உடலிற்கு சத்துக்களை கொடுப்பது தேவையற்ற வேலையா? அப்படியானால் சத்துப் பற்றாக்குறை என்பது என்ன?

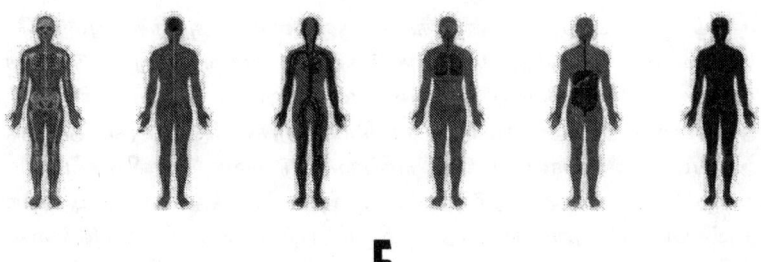

5

நாம் ஓர் அணுவாக இருந்து, பல செல்களாகப் பிரிந்து நம் உடலுக்குத் தேவையான அனைத்து உறுப்புக்களாகவும் மாறினோம். அப்படி, உடலின் பல உறுப்புக்களை உருவாக்கிக் கொள்வதற்காக எந்த ஒரு சத்துப் பொருளையும் நம் உடல் கேட்கவில்லை. எலும்புகளை உருவாக்க கால்சியத்தையும், தசைகளை உருவாக்க புரோட்டீனையும் தனித்தனியாக நம் உடல் நம்மிடம் கேட்காமல், நாம் உடலுக்குக் கொடுத்த சாதாரண உணவுப் பொருட்களில் இருந்தே தனக்குத் தேவையான அனைத்து விதமான சத்துக்களையும் உருவாக்கிக் கொள்வதை நாம் பார்த்தோம்.

உடலிற்குத் தேவையான சத்துக்களை உடலே உருவாக்கிக் கொள்ளும் என்பது உண்மையானால் நாம் கிலோ கணக்கில் உள்ளே தள்ளும் சத்து மாத்திரைகளும், டப்பாக்களில் விலைக்கு வாங்கி குழந்தைகளுக்குக் கொடுக்கும் சத்துப்பானங்களும் வீண் தானா?

இப்போது நாம் சத்துக்களைப் பற்றிப் பார்ப்போம். நம் உடல் பலவிதமான சத்துப் பொருட்களில் இருந்து தன் உறுப்புக்களை உருவாக்கும் வேலையையும், ஆற்றலைப் பெறும் வேலையையும் செய்கிறது. இப்போது அடிக்கடி நாம் கேட்கும் விஷயமாக இருப்பது 'சத்துப் பற்றக்குறை'. நம் உடலில் ஒரு சத்து குறையும் என்றால் அதே சத்துப் பொருள் கூடுதலாகவும் வாய்ப்பு இருக்கிறது தானே? திருக்குறள் கூறுகிறது "மிகினும், குறையினும் நோய்". ஆங்கிலத்தில் இருப்பதுதான் அறிவியல் என்று நாம் நம்பிக் கொண்டிருப்பதால் தமிழில் இருக்கும் இதைக்கூட விட்டு விடலாம். ஒரு இரசாயனப் பொருள் நம் உடலில் குறையும் என்றால், அது அதிகமாகவும் வாய்ப்புள்ளது என்ற பொது அறிவிலிருந்தே இந்த விஷயத்தை நாம் பார்க்கலாம்.

உதாரணமாக நம் உடலில் ரத்த சோகை ஏற்படுவதை நவீன மருத்துவம் "அனீமியா" என்ற பெயரில் குறிப்பிடுகிறது. இது

ரத்தக் குறைவை, அதன் சத்துக் குறைவைக் குறிக்கிறது. அதே போல ஒரு நபருக்கு ரத்தம் கூடுதலாக, அதன் சத்து கூடுதலாக இருக்குமா? எப்போது குறைவு என்று ஒன்று கூறப்படுகிறதோ, அப்போதே அது அதிகமாகும் சாத்தியக்கூறுகளும் இருக்கும் தானே? அப்படி அனீமியாவுக்கு நேர் எதிராக கூடுவதை "பாலிசைதீமியா" என்ற பெயரால் அழைக்கிறார்கள். ஆனால், சத்துக் குறைவு பற்றி நாம் பேசும் அளவுக்கு சத்து மிகுதி பற்றி நாம் பேசுவதில்லை. ஏனென்றால், குறைவு என்று வரும்போது பல பொருட்களை சந்தைப் படுத்தும் வாய்ப்பு வந்துவிடுகிறது. ஆனால், மிகுதியாகிற போது எந்தப் பொருளையும் பரிந்துரைக்க முடிவதில்லை.

கால்சியம் என்ற சத்து குறைந்து விடுவது பற்றி நாம் கேள்விப் பட்டிருப்போம். அதே போல இந்த சத்து கூடுதலாகவும் வாய்ப்பு இருக்கிறதா? நிச்சயமாக இருக்கிறது. சத்துக்களை நாம் சாப்பிட்டே ஆக வேண்டும் என்று தன் கடையை விரிக்கும் பன்னாட்டு நிறுவனங்கள், எந்த அளவிற்கு நாம் அவற்றைச் சாப்பிட வேண்டும் என்பதைப் பரிந்துரைப்பதில்லை. அதனால் நம்முடைய சத்துப் பொருட்களைப் பயன்படுத்தும் முறையும் தவறானதாக மாறுகிறது.

விவசாயத்தில் விளை பயிர்களுக்குத் தீங்கு அளிக்கும் பூச்சிகளைக் கொல்வதற்கு என்டோசல்பான் என்ற உயிர்க்கொல்லி இரசாயனம் பயன்படுத்தப்படுவதையும், அதனால் ஏற்படும் பாதிப்புக்களையும் கேரள அனுபவம் நமக்கு உணர்த்துகிறது. ஒரு இரசாயனத்தைப் பரிந்துரைக்கும் நிறுவனம், அதன் விளைவு குறித்தும், அதைப் பயன்படுத்தும் அளவு குறித்தும் தனக்குச் சாதகமான தகவல்களை மட்டும்தானே சொல்லும்? உதாரணத்திற்கு ஒரு விவசாயிக்கு அப்படி பரிந்துரைக்கப்படுகிற இரசாயனம் ஒரு நாளைக்கு ஒரு முறை 50 மி.லி என்று கூறப்படுகிறது. இவ்வாறு கம்பெனி பரிந்துரைக்கிற அளவே லாபநோக்கத்தில் அதிகமாகத்தான் இருக்க முடியும். அதோடு சேர்ந்து நம் விவசாயி உடனடியாக பூச்சிகள் சாகட்டும் என்ற எண்ணத்தில் பரிந்துரைக்கப்பட்ட அளவை விட பல மடங்கு அதிகமான இரசாயனத்தை நிலத்தில் தெளிக்கிறார். அவ்வாறு அதிகமாகப் பரிந்துரைக்கப்பட்ட, மிக அதிகமாகப் பயன்படுத்தப்பட்ட இரசாயன உயிர்க்கொல்லி தான் எண்டோசல்பான். உண்மையிலேயே இரசாயனத்தின் அத்தியாவசியத் தேவை என்று கருதும் அளவிற்கு குறைவாகப் பயன்படுத்தினால் கூட எண்டோசல்பானின் பாதிப்புகள் மிகவும் கடுமையானதாகும்.

நிலத்தில் எண்டோசல்பான் பயன்பாட்டைப் போல நம் உடலில் சத்து இரசாயனங்கள். எதற்கு, எவ்வளவு, ஏன் என்ற அடிப்படைக் கேள்விகள் இல்லாமல், மருத்துவர்கள் வழியாகவும், மருத்துவர்களைக் கடந்து தொலைக்காட்சி வழியாகவும் சத்து இரசாயனங்கள் சந்தைகளில் கிடைக்கின்றன. இவ்வாறு நாம் பயன்படுத்தும் சத்துக்கள் உடலிற்குத் தேவையா? இல்லையா? என்பதே அடிப்படையான கேள்வி. அப்படி தேவைப்படும் பட்சத்தில் அதை இரசாயனங்களாகக் கொடுத்தாலும், உணவாகக் கொடுத்தாலும் ஒரே விளைவை ஏற்படுத்துமா? என்பதையும் அறிந்துகொள்ள வேண்டிய அவசியம் இருக்கிறது.

பின்விளைவுகள் அற்ற மருந்துகளாக நம்மிடம் சொல்லப் படுபவைதான் இந்த சத்து மாத்திரைகள். கால்சியம், விட்டமின்கள், மினரல்கள்... என்று பலவிதப் பெயர்களில் அழைக்கப்படும் சத்து இரசாயனங்கள் உடலிற்கு உதவுமா? என்பதை விட, உடலைப் பாதிக்குமா? என்பதே முக்கியமான கேள்வி. அமெரிக்காவில் 2000 ஆவது ஆண்டில் இருந்து, 2005 ஆம் ஆண்டு வரை நவீன மருத்துவமனைகளில் நடக்கும் இறப்பு பற்றிய ஆய்வுகள் மேற்கொள்ளப்பட்டன. டாக்டர். கேரி நல் தலைமையில் ஒரு ஆங்கில மருத்துவர்கள் குழு அந்த ஆய்வை மேற்கொண்டது. எட்டுத் தலைப்புகளில் மருத்துவமனை மரணங்களை வகைப்படுத்திய ஆய்வுக் குழுவினர் தங்கள் அறிக்கையை வெளியிட்டனர். அதில் குறிப்பிடப்பட்டுள்ள ஒரு தலைப்பு “சத்து இரசாயனங்களின் தவறான பயன்பாட்டால் மரணம் அடைந்தவர்கள்” என்பது. இத்தலைப்பின் கீழ் ஐந்து ஆண்டுகளில் எடுக்கப்பட்ட கணக்காய்வின் அடிப்படையில் பத்து லட்சத்து, எட்டாயிரம் பேர் தவறான சத்துப் பயன்பாட்டால் மரணம் அடைந்ததாக அறிக்கை கூறுகிறது. அறிக்கை இணைய தளங்களில் கிடைக்கிறது. அதன் பெயர்: “டெத் பை மெடிசின்”.

பக்க விளைவுகளற்றதாகச் சொல்லப்படும் சத்து இரசாயனங்களால் இவ்வளவு மரணங்கள் சாத்தியமென்றால் இதை நாம் எவ்வாறு புரிந்து கொள்வது? சத்துக்கள் என்பவற்றை நாம் இரசாயனங்களாகக் கொடுக்க வேண்டுமா? உணவாகவே கொடுக்கலாமா? அல்லது இரண்டுமே ஒன்று தானா?

நாம் உணவை எதற்காகச் சாப்பிடுகிறோம்? சக்திக்காக. அதாவது ஆற்றலுக்காக. ஆனால், இதையே மருத்துவர்கள் சத்துக்களுக்காக என்று கூறுகிறார்கள். இது சரியா? என்பதை நாம் அறிந்து கொள்வதே

சத்துக்கள் பற்றிய நம் எல்லா கேள்விகளுக்கும் விடையளிக்கும். நம்முடைய உடலுக்கு தினசரி என்ன விதமான சத்துக்கள் எல்லாம் தேவை என்பதை அறிவியல் பட்டியலிடுகிறது. உதாரணமாக சில சத்துக்களைப் பார்ப்போம்...

கால்சியம்	200 மி.கி.
குரோமியம்	120 மி.கி.
மாங்கனிஸ்	2 மி.கி.
போலிக் அமிலம்	400 மி.கி.
அயர்ன்	7 மி.கி.
பாஸ்பரஸ்	45 மி.கி.
ஜிங்க்	70 மி.கி.

விட்டமின்களில் 2 மி.கி. முதல் தனித்தனியான அளவுகளில்... இன்னும் பல சத்துக்கள் நம் உணவில் தினசரி இருந்தேயாக வேண்டும் என்று மருத்துவர்கள் கூறுகிறார்கள். நாம் இதுமாதிரியான இரசாயனச் சத்துக்களாகத் தான் உணவுகளைச் சாப்பிடுகிறோமா?

இப்போது மேற்கண்ட இரசாயனங்களின் பட்டியலைக் கொண்டு ஒவ்வொரு சத்தையும் தனித்தனியாக செயற்கை இரசாயனமாக மருந்துக் கடைகளில் இருந்து பெற்றுக் கொள்வோம். எல்லா சத்துக்களும்தான் இப்போது பாக்கெட்டுகளிலும், மாத்திரைகளிலும் கிடைக்கிறதே? அப்படி வாங்கி தினமும் காலையில் ஒரே முறையில் சாப்பிட்டு விடுகிறோம் என்று வைத்துக் கொள்ளலாம். அப்படி சாப்பிட்டு விட்டால் அன்று முழுவதும் உடலுக்குத் தேவையான சத்துக்கள் அளிக்கப்பட்டுவிடும். இப்படி தினமும் சத்துக்களை மட்டும் உண்டு வந்தால் ஆரோக்கியத்துடன் இருக்க முடியுமா? இப்படி உணவு எதுவும் உண்ணாமல் சத்துக்களை மட்டும் சாப்பிடுபவர்களை எங்காவது நீங்கள் கேள்விப்பட்டிருக்கிறீர்களா? நாம் உணவுகளை உண்ணுவது இந்தச் சத்துக்களுக்காகத்தான் என்றால், தனியாக சத்துக்கள் கிடைக்கும் போது ஏன் உணவு தேவைப்படுகிறது? எல்லா விளைநிலங்களையும் பிளாட்டுகளாக மாற்றி விட்டு, உணவிற்குப் பதிலாக இரசாயனங்களைத் தின்று வாழ்ந்து விடலாம் அல்லவா?

நம் அனைவருக்கும் தெரியும்.. இது சாத்தியமில்லை என்று. அப்படியானால் நம் உணவுகளை உண்பது வெறும் இரசாயனச் சத்துக்களுக்காக மட்டுமில்லை. அதையும் தாண்டிய கண்ணுக்குப் புலப்படாத ஆற்றல் அவ்வுணவுகளில் இருக்கிறது.

சரி... நம் உடலின் சத்துத் தேவைகளுக்காக இரசாயன வடிவில் செயற்கையாக சத்துக்களைக் கொடுக்க முடியாது என்பதை விளங்கிக் கொள்கிறோம். அப்படியானால் தேவையான சத்துக்களை இரசாயன வடிவில் செயற்கையாக இல்லாமல், இயற்கையான உணவுகள் மூலம் பெறமுடியுமா?

1940களில் பிரெஞ்சு ஆய்வாளர் டாக்டர். லூயி கேர்வரான் சத்துக்கள் பற்றிய ஆய்வுகளை மேற்கொண்டார். மனித உடலுக்குத் தேவையான சத்துக்களை உணவு மூலம் நாம் கண்டுபிடித்துக் கொடுக்க வேண்டும் என்று நம்பி வருகிறோம். உதாரணமாக கால்சியம் சத்துக்களுக்காக நாம் பாலையும், முட்டையையும் உணவாகப் பயன்படுத்துகிறோம். கேர்வரானின் ஆய்வு இதைப் பற்றியதுதான். மனிதன் கால்சியத்திற்காக பாலையும், முட்டையையும் பயன்படுத்துகிறான் என்றால் பால் தரும் மாடு கால்சியத்தை எங்கிருந்து பெறுகிறது? முட்டை தரும் கோழி கால்சியத்தை எங்கிருந்து பெறுகிறது? என்பதுதான் கேர்வரானின் கேள்வி.

மாடும், கோழியும் தங்கள் உணவான மெக்னீசியத்தில் இருந்தும், மைக்காவில் இருந்தும் தங்களுக்குத் தேவையான கால்சியத்தை உருவாக்கிக் கொள்கின்றன. சாதாரண ஐந்தறிவு விலங்குகளுக்கும், பறவைகளுக்கும் இருக்கும் உடலமைப்பு பரிணாம வளர்ச்சியில் உச்சகட்ட படைப்பான மனிதனுக்கு இல்லையா? இருக்கிறது என்பது தான் அறிவியல். எந்த உணவு சாப்பிட்டாலும் அதிலிருந்து கிடைக்கும் சக்தியில் இருந்து உடலானது தனக்குத் தேவையான சத்துக்களை உற்பத்தி செய்து கொள்கிறது. எனவே நாம் சாப்பிடும் உணவு நமக்குப் பிடித்ததாக இருக்க வேண்டுமே தவிர, அதில் என்ன விதமான சத்துக்கள் இருக்கின்றன என்பதை நாம் அறிய வேண்டிய அவசியமில்லை. நமக்குப் பிடித்த உணவை, பசிக்கும் போது சாப்பிட்டால் உடலின் தேவைகளை உடலே உருவாக்கிக் கொள்ளும்.

ஆக, சத்துக்கள் என்பவை உடலால் உருவாக்கப்படுபவை. அவற்றை நாம் செயற்கையாகவோ, இயற்கையாகவோ கொடுக்க வேண்டிய அவசியமில்லை. உடலே தனக்குக் கொடுக்கப்படுகிற சாதாரண உணவுகளில் இருந்து சத்துக்களைத் தயாரித்துக் கொள்கிறது. உடலின் இயக்கத்தில் நாம் குறுக்கிட வேண்டியதில்லை. உடலைப் பற்றி இன்னும் அறிந்து கொள்வோம்...

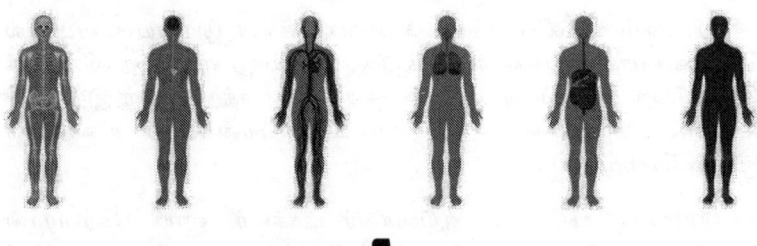

6

உடலின் அடிப்படைத் தன்மைகளை நான்கு பகுதிகளாகப் பிரித்து அறிந்து வருகிறோம். முதல் பகுதியாக உடலின் உருவாக்கும் திறன் பற்றிப் பார்த்தோம். ஒரு செல்லில் இருந்து தனக்குத் தேவையான உள்ளுறுப்புக்கள் அனைத்தையும் நம் உடலே உருவாக்கிக் கொள்வதையும், அவ்வுறுப்புக்களுக்குத் தேவையான அனைத்தையும் உடலே தயாரித்துக் கொள்வதையும் பார்த்தோம். எந்த விதமான இரசாயனச் சத்துக்களின் புற உதவியுமின்றி, நாம் சாப்பிடும் சாதாரண உணவுகளில் இருந்தே தனக்குத் தேவையான எல்லா விதமான சத்துக்களையும் உடல் உருவாக்கிக்கொள்கிறது. மனித உடலில் நடக்கும் உயிர் வேதியியல் மாற்றங்களின் விளைவால் தயாராகும் உயிர்ச் சத்துக்களுக்கும், இரசாயன ஆய்வுக்கூடங்களில் தயாரிக்கப்படும் வேதியியல் மாற்றத்தால் உருவாக்கப்படும் இரசாயனச் சத்துக்களுக்கும் எவ்விதத் தொடர்பும் இல்லை என்பதை பிரான்ஸ் நாட்டு விஞ்ஞானி டாக்டர் லூயி கேர்வரான் ஆய்வுகள் மூலம் புரிந்து கொண்டோம்.

உடலின் இரண்டாம் இயக்கமான நீக்குதல் என்பதைப் பற்றிப் பார்க்கலாம். நம் உடலில் நீக்குதல் என்பது உடலின் தேவையற்ற பொருட்களை வெளியேற்றுவதையும், அந்நிய பொருட்களைக் கண்டுபிடித்து வெளியேற்றுவதையும் குறிக்கிறது.

நம் உடலில் தினமும் பலவிதமான கழிவுகள் உருவாகின்றன. நம்முடைய உணவைச் செரித்து தனக்குத் தேவையான சத்துக்களை உடல் உருவாக்கிக் கொள்ளும் போது கிரகிக்கப்பட்டவை போக எஞ்சும் பொருட்கள் கழிவுகளாக மாறுகின்றன. இப்படி உருவாகும் கழிவுகள் நம் உடலால் பல வகைகளில் வெளியேற்றப்படுகின்றன. நம் உடலில் கழிவுகள் உருவாவதையும், அவற்றின் தன்மைகளையும் ஆழமாகப் புரிந்து கொள்ள வேண்டுமானால் செல்லின் இயக்கம்

பற்றி அறிந்து கொள்ள வேண்டும். ஏனென்றால் மனித உடல் செல்களால் ஆனது.

தனித்தனியான செல்கள் இணைந்த தொகுப்பை திசுக்கள் என்றும், திசுக்கள் இணைந்த தொகுப்பை உறுப்புக்கள் என்றும், உறுப்புக்களின் ஒருங்கிணைப்பை உடல் என்றும் உயிரியல் விளக்குகிறது. செல்கள் செய்கின்ற வேலைகளைத் தான் உறுப்புக்கள் செய்கின்றன. செல்கள் செய்கின்ற வேலையைத் தான் நம் உடல் செய்கிறது. நம் உடலின் முழுமையான இயக்கத்தைப் புரிந்துகொள்ள மறுபடியும் நாம் செல் பற்றிப் பார்ப்போம்.

செல் பற்றிப் புரிந்துகொள்வது என்பது உயிரியல் படிப்பது மாதிரி போரடிக்கும் விஷயமில்லை. நம் உடலின் அடிப்படை இயக்கமான செல்களின் வேலைகளைத் தான் நாம் செய்கிறோம் என்று ஆவலோடு அறிந்து கொள்ளமுடியும். செல் என்றால் என்ன? அது எங்கிருக்கிறது? நான் இந்தக் கேள்வியை ஒவ்வொரு வகுப்பிலும் கேட்கும் போதும் பெரும்பாலோரின் பதிலாக இருப்பது "செல் என்பது நம் உடலில் இருக்கிறது" என்பதுதான். ஆனால், செல் என்பது உடலில் மட்டுமா இருக்கிறது? இந்த உலகமே அணுக்களால் ஆனதுதான். ATOM என்ற ஆங்கில வார்த்தையால் அழைக்கப்படும் அணுக்கள் தான் அனைத்திற்குமான அடிப்படை அலகு. உயிருள்ள தாவர, விலங்குகளின் அணுக்களை ஆங்கிலத்தில் செல்கள் என்றும், தமிழில் உயிரணு என்றும் அழைக்கிறோம். நம் பள்ளிப் பாடங்களில் கூட தாவர செல், விலங்கு செல் என்று இருவகையாகப் பிரித்துத்தான் கற்றுத் தருவார்கள்.

சரி, நாம் நம் உடல் செல்களுக்கு வருவோம். செல் என்றவுடனே நம் நினைவுக்கு வருவது வாய்க்குள் நுழையாத ஆங்கிலச் சொற்கள் தான். செல்லின் உள்ளுறுப்புக்களாக நியூக்ளியஸ், நியூக்ளியோலஸ், மைட்டோ காண்ட்ரியா, சைட்டோ பிளாஸம்... இப்படி புரியாத சொற்களைக் கண்டுதான் நாம் பள்ளிப் படிப்பில் ஒவ்வாமை அடைந்தோம். இங்கு நாம் அதைப் புரியும் வகையில், தேவையான அளவிற்குப் பார்ப்போம்.

ஒரு செல்லின் இயக்கம் பற்றிப் படிப்பதற்கே ஒரு ஆண்டு தேவைப்படும். அவ்வளவு வேலைகளை நம் கண்ணிற்குத் தெரியாத செல் செய்துவருகிறது. ஒரு செல் கழிவுகளை எவ்வாறு வெளியேற்றுகிறது என்பதை மட்டும் இப்பகுதியில் புரிந்துகொள்ள முயல்வோம். செல்லின் உட்பகுதி முழுவதும் திரவத்தால்

நிரப்பப்பட்டிருக்கும். அதன் பெயர் செல்திரவம். ஒரு முட்டையை எடுத்துக் கொண்டால் அதன் உள்ளே வெள்ளைக்கருவால் நிரப்பப் பட்டிருக்கிறது அல்லவா? அது போலவே உட்புறம் உள்ள திரவம் செல்திரவம். இதன் மேல்தான் செல்லின் பிற உள்ளுறுப்புக்கள் மிதந்து கொண்டிருக்கின்றன. இந்த செல்லுடைய சக்தித் தேவைதான் நம்முடைய பசி. நம் உடலின் செல்களுக்கு சக்தி தேவைப்படும் போது, சமிக்ஞை மூலமாக மூளைக்கு அறிவிக்கிறது. மூளையால் இரைப்பை, மண்ணீரல் ஆகியன தூண்டப்பட்டு நமக்கு பசி ஏற்படுகிறது.

செல்லின் படத்தை பார்த்திருப்பீர்கள். வட்ட வடிவமாக வரையப்பட்டிருக்கும் செல் முழுவதும் அடைத்திருப்பதுபோல் அமைந்திருக்கும். செல்சுவரில் துளைகள் இருக்காது. செல்லின் தேவைக்கு அது எப்படி சாப்பிடும்? நாம் உண்ணும் உணவுகள் சத்துக்களாக மாற்றப் பட்டு, செல்சுவரின் அருகில் நிற்கும். ஏற்கனவே நாம் உண்ட உணவுகள் செரிக்கப்பட்டு செல்லின் உள்ளே கழிவுகளாகத் தங்கியிருக்கும். வெளியே உணவு - உள்ளே கழிவு. நாம் சவ்வூடு பரவல் என்ற சொல்லை பள்ளிகளில் கேள்விப்பட்டிருப்போம் அல்லவா? சவ்வூடு பரவல் என்பது சவ்வை ஊடுருவிப் பரவுவதைக் குறிக்கும். செல்லின் வெளியேயுள்ள உணவும், உள்ளே உள்ள கழிவும் சவ்வூடு பரவல் மூலம் இடம் மாறிக்கொள்கிறது.

செல்லின் உள்ளே உருவாகும் கழிவுகள் இவ்வாறு வெளியேறி ரத்த ஓட்டத்தில் கலக்கிறது. வெளியேயிருந்து உள்ளே உட்கிரகித்துக் கொள்ளப்பட்ட உணவு சக்தியாக மாற்றப்படுகிறது.

நம் உடலில் கழிவுகள் உருவாதல் என்பது உணவைச் செரிக்கும் போது உடலுக்குத் தேவையற்ற பொருட்கள் பிரித்தெடுக்கப்படுவதுதான். சாதாரண நிலையில் உடலில் கழிவுகள் இருந்து கொண்டேதான் இருக்கும். இக்கழிவுகளை உடலே வெளியேற்றிக் கொள்கிறது. தினமும் வியர்வை மூலமும், சிறுநீர் மூலமும், மலம் மூலமும் இன்னும் பிற வழிகளிலும் இப்படியான சாதாரணக் கழிவுகள் வெளியேறுகின்றன. இப்படி தொந்தரவுகள் எதுவும் தராமல் சாதாரணமாக, தினமும் வெளியேறும் கழிவுகளை சாதரணக் கழிவுகள் என்ற பெயரால் அழைக்கலாம்.

தொந்தரவுகள் எதுவும் தராமல் சாதாரணமாக வெளியேறும் இவ்வகைக் கழிவுகள் குறித்து நாம் கவனம் கொள்வதில்லை.

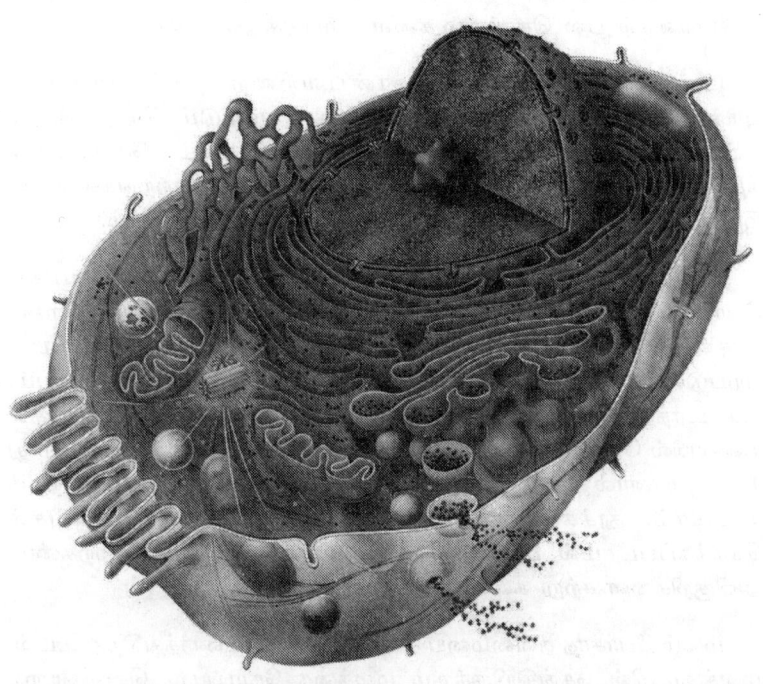

செல்களில் தானாகவே உருவாகிற கழிவுகள் உடலுக்கு எந்தவித சிரமமும் தராமல் தானாகவே வெளியேறி விடுகின்றன. எல்லா கழிவுகளும் இப்படிச் சிரமமின்றி வெளியேறிவிடுகிறதா என்ன? அவ்வாறு வெளியேறுவதில்லை. சாதாரணமாகப் போய்க் கொண்டிருக்கும் மலம் திடீரென்று போகவில்லை என்றால் தொந்தரவைத் தோற்றுவிக்கிறது. இப்படித்தான் உடலில் தொந்தரவுகள் தோன்றுகின்றன. சாதாரணமாக வெளியேற வேண்டிய கழிவுகள் வெளியேறாவிட்டால் அவை உடலில் தேங்கி விடுகின்றன. இப்படித் தேங்கும் கழிவுகள்தான் உடல் முழுவதும் தோன்றும் பலவகையான தொந்தரவுகளுக்குக் காரணமாக அமைகின்றன. மலம் தேங்குவது மட்டும் இவ்வளவு பிரச்சினைகளைத் தருமா? என்று யோசிக்க வேண்டியதில்லை.

நம் உடலில் ஒவ்வொரு செல்லிலும் விதம் விதமான கழிவுகள் உருவாகின்றன. மலம் என்பதை ஒரு உதாரணத்திற்காகப் பார்த்தோம். அப்படி உருவாகிற பலவகைக் கழிவுகள் உடலில் இருந்து வெளியேறி விட்டால் ஒரு பிரச்சினையும் இல்லை. மாறாக,

அவை உடலிலேயே, செல்லிலேயே, உள்ளுறுப்புக்களிலேயே தங்கி விடுமானால் பல தொந்தரவுகளை ஏற்படுத்துகின்றன.

இங்கே தொந்தரவுகள் என்பவற்றை நாம் சரியாகப் புரிந்துகொள்ள வேண்டும். நம் உடலில் ஏற்படும் தொந்தரவுகள் என்பவை நம் உடலைச் சீர் படுத்துவதற்காகவும், தேங்கியுள்ள கழிவுகளை வெளியேற்றுவதற்காகவும் ஏற்படும் மாற்றங்கள் தான். இவைகளைத்தான் நாம் நோய்கள் என்று அழைக்கிறோம்.

சாதாரணமாகப் போய்க்கொண்டிருந்த மலம் சரியாகப் போகவில்லை என்றால் என்னென்ன தொந்தரவுகள் ஏற்படுகின்றன? முதலில் வயிற்றில் கனமான உணர்வு ஏற்படுகிறது. பசி ஏற்படுவதில்லை. வயிற்றில் காற்று இருப்பது போன்ற உணர்ச்சியும், தொடர்ந்து அபான வாயு பிரிவும் ஏற்படுகிறது. இது முதல் நிலையில் தோன்றும் அறிகுறிகள். அப்புறம் மலச்சிக்கல் தொடர்ந்து நீடிக்குமானால் தோல்களில் அரிப்பு ஏற்படலாம். வியர்வை நாற்றம் கூடலாம். தூக்கமின்மை ஏற்படலாம். சாப்பிட்ட உணவுகள் செரிக்கப்படாமல் புதிய தொந்தரவுகளைத் தரலாம். மேற்கண்ட அறிகுறிகளை சற்று கவனமாகப் பாருங்கள்.

மலம் போகாத தன்மையை கனமாக நமக்கு உணர்த்துகிறது உடல். மலக்குடலில் தேங்கியிருக்கும் மலத்தை நேரடியாக வெளியேற்ற முடியாததால் அபான வாயுவாக மாற்றி, சிறுகச் சிறுக வெளியேற்ற முயல்கிறது. இப்படி வாயு வெளியேறுவதை நாம் நோயாகப் பார்க்கிறோம். வயிறு கனமாவதை நோயாகப் பார்க்கிறோம். இவையெல்லாம் உடலின் கழிவு வெளியேற்ற முயற்சி. உடலில் இருந்து கழிவுகள் வெளியேற்றப்படாத போது, பசி இருக்காது. ஏனெனில் செரிமானத்திற்கு உடல் இன்னும் தயாராகவில்லை. ஏற்கனவே உள்ள கழிவுகள் உடலில் தங்கியிருக்கும் போது உடல் செரிமானத்திற்குத் தயாராவதில்லை. அடுத்த கட்டத்தில், அஜீரணக் கோளாறுகளும், தோலில் தொந்தரவுகளும் தோன்றுகின்றன. மலக்குடலில் இருக்கும் கழிவுத் தேக்கத்தை பிற வழிகளில் உடல் வெளியேற்ற முயற்சிக்கிறது. தோலில் ஏற்படும் அரிப்பு இதைத்தான் குறிக்கிறது. உடலில் ஏற்கனவே கழிவுகள் தேங்கியிருக்கும் போது மீண்டும், மீண்டும் நாம் உணவு உண்ணும் போது அது அஜீரணக் கோளாறாக மாறுகிறது.

மருந்தென வேண்டாவாம் யாக்கைக்கு அருந்தியது
அற்றது போற்றி உணின்.

என்ற திருக்குறளை இங்கு நினைவு படுத்துவது பொருத்தமானதாக இருக்கும். ஆனால், இது தமிழில் இருப்பதால் மூடநம்பிக்கை என்று புரிந்து கொள்ளப் படக்கூடும் என்பதால் நாம் செல்லின் வழியே இதை விளங்கிக் கொள்வோம்.

செல்லின் உள்ளே கழிவுகள் தேங்கியிருக்கும் போது, அதை வெளியேற்றுகிற வரைக்கும் புதிய உணவுகளை செல் தேடுவதில்லை. செல்லின் அடிப்படை இயக்கத்தை இரண்டு வகையாகக் கூறுவார்கள்.

1. உட்கிரகித்தல் என்னும் Assimilation
2. வெளியேற்றுதல் என்னும் Elemination

செல்லிற்குள் வெளியேற்றப்படாத கழிவுகள் இருக்கும் போது அது உட்கிரகித்தலை நடத்துவதில்லை. வெளியேற்றும் பணி பெருமளவு முடிவடைந்த பிறகே செல் உட்கிரகித்தலைத் துவங்குகிறது. இவ்வாறு, செல்களின் உள்ளே தினசரி தேங்கும் கழிவுகள் - சாதாரணக் கழிவுகள் என்றும், அப்படி வெளியேற்றப்படாமல் தேங்கும் கழிவுகள் - தேக்கமுற்ற கழிவுகள் (Accumulated Morbid Matter) என்றும் அழைக்கப்படுகின்றன. இப்படி தேங்கும் கழிவுகளால்தான் நம் உடலில் பிரச்சினைகள் தோன்றுகின்றன.

அப்படியானால் செல் ஏன் கழிவுகளை வெளியேற்றாமல் தனக்குள் தேக்கி வைத்துக் கொள்கிறது? செல்லின் தேவை மூளை வழியாக நமக்கு அறிவிக்கப்படுகிறது. நாம் என்ன செய்கிறோம்? நம்முடைய "அதிமுக்கியமான" வேலைகளை கவனிக்கச் செல்கிறோம். உடலின் தேவைகளை புறந்தள்ளுகிறோம். செல்லின், உறுப்புக்களின், உடலின் தேவைகளை நாம் கவனிக்காததால் கழிவுகள் தேங்கிவிடுமா? அப்படித் தேங்கும் கழிவுகளை எவ்வாறு வெளியேற்றுவது? தொடர்ந்து செல்களோடு பேசுவோம்.

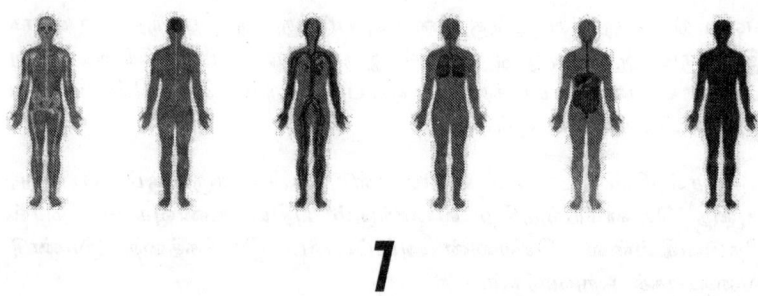

7

உடலின் முதல் இயக்கமான உருவாக்குதல் பற்றி அறிந்து கொண்டோம். இப்போது, இரண்டாம் இயக்கமான நீக்குதல் என்பதைப் பற்றிப் பார்த்து வருகிறோம். நம் உடலில் நீக்குதல் என்பது உடலுக்கு ஊறு விளைவிக்கும் கழிவுப் பொருட்களை வெளியேற்றுவதைக் குறிக்கிறது. நம்முடைய தினசரி உணவு மற்றும் வேலைத் தன்மைகளைப் பொறுத்து நம் உடல் செல்களில் கழிவுகள் உருவாகின்றன. அப்படி உருவாகின்ற கழிவுகள் எந்த ஒரு தொந்தரவையும் தராமல் வெளியேறி விட்டால் அது சாதாரண வகை சார்ந்த கழிவுகள் ஆகும். இவை தினமும் உருவாகி, வெளியேறிக் கொண்டேயிருக்கும். இவ்வகைக் கழிவுகளால் நம் உடலில் எந்த ஒரு மாறுதலும் ஏற்படுவதில்லை. நம் உடலில் இருந்து வெளியேறும் அன்றாடக் கழிவுகளான சிறுநீர், மலம், வியர்வை, சளி, காற்றுக் கழிவு ஆகியவை சாதாரணக்கழிவுகள் ஆகும்.

இவ்வாறு உருவாகி வெளியேற்றப் படவேண்டிய சாதாரணக் கழிவுகள் வெளியேறாமல் செல்லிலேயே தங்கி விடுவதுதான் தேக்கமுற்ற கழிவுகள் தோன்றக் காரணமாக அமைகிறது. கழிவுகளை வெளியேற்றுவதுதான் செல்லின் முக்கியமான பணி. அதைச் செய்யாமல் செல் ஏன் கழிவுகளை தனக்குள்ளேயே தேக்கி வைத்துக் கொள்கிறது?

நம்முடைய நிர்ப்பந்தத்தால் தான் செல் தன் வேலைகளை ஒழுங்காகச் செய்வதில்லை. அப்படி என்ன செய்து நாம் செல்லின் பணிகளில் குறுக்கிடுகிறோம்? செல் கேட்கிற நேரத்திற்கு அதற்கு உணவளிப்பதில்லை. அதற்கு ஓய்வு தேவைப்படும் போது நாம் வேலை செய்து கொண்டிருக்கிறோம். குறைவான உணவு தேவைப்படும் போது அதிகமாகச் சாப்பிடுகிறோம். உணவே தேவைப்படாத போது மிக அதிகமாகச் சாப்பிடுகிறோம். செல்லின் தண்ணீர் தேவையை தாகமெடுக்கும் போது பூர்த்தி செய்வதில்லை.

மாறாக, தண்ணீர் தேவைப்படாத போது லிட்டர் லிட்டராகக் குடிக்கிறோம். நம் அன்றாட வாழ்வின் நடைமுறைகளில் இயற்கையான செல்லின் தேவைகளை மறுத்து, நமக்கு நேரம் கிடைக்கிறபோது செய்கிறோம். இவை எல்லாம் இயற்கையான தேவைகளில் இருந்து மாறுபடுவது. இவற்றையும் கடந்து ஒரே விதமான உணவுகளுக்கு அடிமையாவது, இரசாயனச் சுவைகளுக்கு அடிமையாவது, எப்போதும் இருப்பு இரசாயனம் கலந்த டப்பா உணவுகளையே சாப்பிடுவது, இயற்கைக்கு மாறான - உடலுக்கு ஊறு விளைவிக்கும் என்று தெரிந்தே புகை, மது பழக்கங்களை மேற்கொள்வது...

இப்படித் தொடரும் நமது இயற்கைக்கு மாறான, முரண்பாடான பழக்கங்கள் செல்லின் இயல்பான இயக்கத்தில் குழப்பம் ஏற்படுத்துகிறது. மேலே நாம் பார்த்த பழக்கங்கள் இரண்டு தன்மைகள் கொண்டவை. ஒன்று: உடலின் தேவைகளை மறுதலித்தல். இரண்டாவது: உடலுக்கு ஊறு விளைவிக்கும் செயல்கள். இவ்வகை பழக்கங்களால் நம்முடைய உடல் இயல்பு கெடுகிறது. அதன் அடிப்படை இயக்கமான உணவுகளில் இருந்து சத்துக்களைப் பிரித்தெடுத்தல், அதில் இருந்து உருவாகும் கழிவுகளை வெளியேற்றுதல் என்ற வேலைகளில் குழப்பங்கள் தோன்றுகின்றன. இப்படித்தான் சாதாரணக் கழிவுகள் தேக்கமுற்ற கழிவுகளாக மாறுகின்றன.

தேக்கமுற்ற கழிவுகள் செல்லில் தேங்கினாலும் நம்முடைய செல் அவற்றையும் வெளியேற்றவே முயல்கிறது. அப்படி வெளியேற்றும் போது தான் நம் உடலில் தொந்தரவுகள் தோன்றுகின்றன. கண்களில் இருந்து கழிவுகள் வெளியேற்றப்படும் போது கண்ணீர் வடிதல், மூக்கின் உட்புறச் சவ்விலிருந்து வெளியேற்றப்படும் போது மூக்கில் நீர் வடிதல், தும்மல், நுரையீரலில் இருந்து வெளியேற்றப்படும் போது இருமல், தோலில் இருந்து வெளியேற்றப்படும் போது அரிப்பு, எரிச்சல், தேங்கிய கழிவுகள் கரைக்கப்படும் போது வலி, கழிவு வெளியேற்ற இயக்கத்திற்கு ஏற்ற சூழலை உருவாக்கும் காய்ச்சல்... என எல்லா தொந்தரவுகளையும் பிரித்துப் பார்ப்போமானால் அனைத்துமே உடலின், அதன் செல்லின் கழிவு வெளியேற்றம் தான்.

இப்படி தேக்கமுற்ற கழிவுகள் வெளியேற்றப்படும் போது ஏற்படும் தொந்தரவுகள் தோன்றி மறையும் தன்மை கொண்டவை. தானாகவே தோன்றி, தானாகவே மறைந்துவிடும். கழிவு வெளியேற்றத்திற்கு நாம் துணை செய்தோமானால் மிக

விரைவாகவும், எளிமையாகவும் நிகழும். ஆனால், இவற்றை நோய்களாகப் புரிந்து கொண்டு கழிவு வெளியேற்றத்தை தடை செய்தோமென்றால் செல்களிலிருந்து கழிவுகள் வெளியேறுவதற்குப் பதிலாக தேக்கம் அதிகரித்து, கழிவுகள் இரசாயனக்கழிவுகளாக உருமாறும். மேலே நாம் பார்த்த தொந்தரவுகளை ஆங்கில மருத்துவம் "தீவிர நோய்கள்" (Acute Diseases) என்ற சொல்லால் குறிப்பிடுகிறது. இந்த அடிப்படை நோய்களை நாம் சரியாகக் கையால்வோமானால் எந்த விதமான நீடித்த நோயும் ஏற்படாது. உடலில் இருந்து, நம் செல்களில் இருந்து எல்லா விதமான கழிவுகளும் வெளியேற்றப்பட்டுவிடும்.

நம் உடலில் தொந்தரவுகள் ஏற்படும் போது அவற்றை எப்படிக் கையாள்வது என்பதை இத்தொடரின் நிறைவுப்பகுதியில் நாம் பார்க்கலாம். இப்போது நாம் உடலின் அடிப்படை இயக்கங்களை நான்காகப் பிரித்து அறிந்து வருகிறோம். முதலில், உடல் தன்னுடைய உறுப்புக்களையும், சத்துக்களையும் எவ்வாறு உருவாக்கிக் கொள்கிறது என்பதைப் பார்த்தோம். இரண்டாவது பகுதியாக உடலில் இருந்து கழிவுகள் எவ்வாறு வெளியேற்றப்படுகிறது என்பதை பார்த்து வருகிறோம். வெளியேற்றப்படும் கழிவுகளில் சாதாரணக் கழிவுகள், தேக்கமடைந்த கழிவுகள் என்ற இரண்டு வகைக் கழிவுகளை அறிந்திருக்கிறோம்.

அடுத்தது இரசாயனக் கழிவுகள். சாதாரணமாக வெளியேற வேண்டிய கழிவுகளை செல்களில் தேக்கமடைய வைத்து இரண்டாம் நிலைக் கழிவுகளைப் பெற்றோம். அப்போதும் நம்முடைய செல் தொந்தரவுகள் மூலம் கழிவுகளை வெளியேற்ற முயல்கிறது. இந்த நிலையில் நாம் முன்பு பார்த்த பழக்க வழக்கங்களைத் தொடர்ந்து கொண்டிருப்பது மூலமும், கழிவு வெளியேறுவதற்காக உடல் ஏற்படுத்திய தொந்தரவுகளை தவறாகப் புரிந்து கொண்டு கழிவு வெளியேற்றத்தை நிறுத்துவதன் மூலமும் செல்லின் கழிவுகள் இரசாயனக் கழிவுகளாக உருமாறுகின்றன. இது மூன்றாம் நிலைக் கழிவுகளாகும்.

சாதரணக் கழிவுகள் தேக்கமடைந்தவையாக மாறும் போதே அதன் தன்மை மோசமானதாக மாறுகிறது. உதாரணமாக, நாம் தினமும் மலம் கழிக்கிறோம். இது ஒரு தினசரி பழக்கமாக இருக்கும் போது அன்றாடம் உருவாகும் மலம் உடனே வெளியேற்றப்படுவதால் அதன் தன்மை சாதாரணமாக இருக்கும். ஆனால், நமக்கு திடீரென்று இரண்டு, மூன்று நாட்கள் மலம் போகவில்லை என்று வைத்துக்

கொள்வோம். இப்படி ஏற்பட்ட மலச்சிக்கலுக்குப் பின்பு மூன்று நாட்களுக்குப் பிறகு மலம் வெளியேறினால் அதன் தன்மை எப்படி இருக்கும்?

சாதாரணமாக வெளியேறும் மலத்திற்கும், தேங்கிய பின்னர் வெளியேறும் மலத்திற்கும் வேறுபட்ட தன்மை இருக்குமல்லவா? தேங்கிய மலம் இறுக்கப்பட்ட தன்மையோடும், அதன் அமிலத் தன்மை மிக அதிகமாகவும், கடுமையான ஒட்டும் தன்மை மற்றும் துர்நாற்றம் போன்றவற்றோடும் இருக்கும்.

இது போலத்தான் சாதாரணமாக செல்லில் இருந்து வெளியேற வேண்டிய கழிவுகள் தேங்கி தேக்கமுற்ற கழிவுகளாக மாறுகிறது. இப்படி மோசமாக தேக்கமுற்ற கழிவுகள் இரசாயனக் கழிவுகளாக மாறினால் செல் என்ன ஆகும்?

இரசாயனத் தன்மையோடு நம் செல்களில் தேங்கியிருக்கும் கழிவுகளை நம் செல் எப்படி வெளியேற்றுகிறது என்பதை நாம் அறிந்து கொள்வது ஆங்கிலப் படத்தின் சண்டைக் காட்சிகளுக்கு இணையான ஆச்சரியத்தைத் தரும். நம் உடலின் அற்புதங்களில் ஒன்றை அறிந்த புரிதலைத் தரும்.

இரசாயனக் கழிவுகளை நம்முடைய செல் தனக்குள்ளேயே வைத்துக் கொண்டிருக்குமானால் அது செல்லையே பாதித்துவிடும். அதை வெளியேற்றினால் அதன் அருகிலுள்ள பிற செல்களுக்கு பாதிப்பு உருவாகும். ஆக, முழுமையான உடல்நலத்தின் மேல் அக்கறை கொண்ட செல் இரசாயனக் கழிவுகளை உள்ளேயும் வைத்துக் கொள்ள முடியாது; வெளியேற்றவும் முடியாது. இப்போது நம் செல் என்ன செய்யும்?

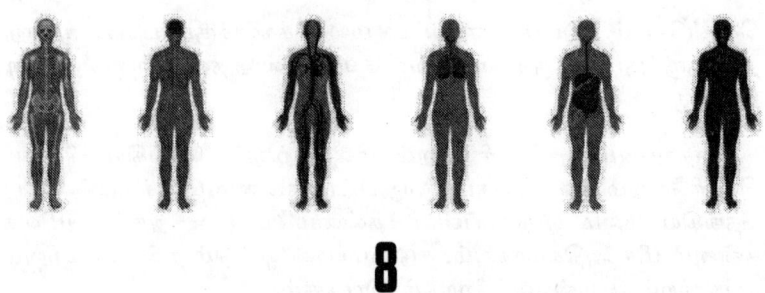

8

ஒவ்வொரு செல்லும் எப்படி கழிவுகளை வெளியேற்றுகிறது என்பதையும், கழிவுகளின் வகைகளையும் பார்த்து வருகிறோம்.

நம்முடைய இயற்கைக்கு எதிரான நடவடிக்கைகளின் விளைவாகவே நம் உடலின் செல்களில் கழிவுகள் தேங்குகின்றன. இக்கழிவுகளில் மூன்று வகைகள் உள்ளன. எந்த விதமான தொந்தரவுகளுமின்றி உடலில் இருந்து அன்றாடம் வெளியேறக்கூடிய மலம், சிறுநீர், வியர்வை போன்ற கழிவுகள் சாதாரணக் கழிவுகள் என்பதைப் பார்த்தோம். இக்கழிவுகள் வெளியேறுவதை அறியாமல் உடல் உணவு கேட்பதையும் புரியாமல் இயற்கைக்கு மீறிய பழக்க வழக்கங்களைத் தொடருவோமானால் கழிவுகள் செல்களின் உள்ளேயே தேங்கி விடுகின்றன. இவை தேக்கமுற்ற கழிவுகளாகும். இப்படி தேங்கிய கழிவுகளை நம் உடல் வெளியேற்றும் போது தொந்தரவுகள் தோன்றுகின்றன. இவற்றைத்தான் நாம் நோய்கள் என்று தனித்தனி பெயர்களிட்டு அழைக்கிறோம். இவ்வாறு தொந்தரவுகள் மூலம் வெளியேற முயலும் கழிவ்களை மீண்டும் நாம் உடலிற்குள்ளேயே அமுக்க முயற்சிக்கிறோம். நம் உடலை அறியாத பழக்கங்கள் மூலம். இப்போது உருவாகும் கழிவுகள்தான் இரசாயனக் கழிவுகள்.

இரசாயனக் கழிவுகளின் தன்மை பற்றி ஏற்கனவே பார்த்தோம். நம்முடைய செல்கள் இரசாயனக் கழிவுகளை எவ்வாறு வெளியேற்றுகின்றன? சாதாரணக் கழிவுகளைப் போல, இவற்றை வெளியேற்றிவிட இயலாது. நுரையீரல் செல்களில் சளி என்ற சாதாரணக்கழிவு இருந்தால் இருமல் மூலம் வெளியேற்றலாம். ஆனால் இரசாயனக் கழிவை இவ்வாறு வெளியேற்றினால் நுரையீரலின் பிற பகுதிகள் பாதிக்கப்படும். கழிவு பயணிக்கும் ஒவ்வொரு பகுதியும் பாதிப்படையும். எனவே, நம்முடைய செல் இரசாயனக் கழிவை வெளியேற்ற புதிய உத்தியைக் கையாள்கிறது.

செல்லின் படத்தைப் பாருங்கள். அதில் சிறிய துகள்கள் போல செல் சுவரின் அருகில் இருப்பவைதான் நம்முடைய காதாநாயகர்கள். அவற்றின் பெயர் லைசோ சோம்கள். இவை செல்களால் தேவைக்கேற்ப உருவாக்கப்படுகின்றன. இவை என்ன செய்கின்றன?

நம்முடைய செல்களில் இரசாயனக் கழிவுகள் தேங்குகிற போதே, அது செல்லின் உள் உள்ள திரவத்தில் கலந்து விடாதவாறு ஒரு பாதுகாப்பு ஏற்பாட்டைச் செய்கிறது நம் செல். ஏற்கனவே இரசாயனமாக இருக்கக்கூடிய இக்கழிவு செல்திரவத்தில் கலந்து விட்டால் அது செல்லை அழித்துவிடும் அல்லவா? எனவே கழிவுப் பொருளைச் சுற்றி ஒரு சவ்வு போன்ற அமைப்பை (Mucus Memberane) செல் ஏற்படுத்துகிறது. கழிவுகளின் இரசாயனத்தன்மை செல்லை பாதிக்காதவாறு இந்தச் சவ்வுப் பொருள் பாதுகாக்கிறது. இது தற்காலிக ஏற்பாடுதான். ஏனென்றால் ஏற்கனவே கழிவுகள் உருவாகக் காரணமான நம்முடைய இயற்கைக்கு மாறான பழக்க வழக்கங்கள் தொடர்ந்து கொண்டிருந்தாலோ, இரசாயன மருந்துகள் மூலம் கழிவுகளை உடலுக்குள் அமுக்க முயன்றாலோ செல்களில் உள்ள இரசாயனக் கழிவுகள் பெருகலாம். அல்லது அதன் தன்மை இன்னும் மோசமாகலாம். எனவே இந்தச் சவ்வு அமைப்பை செல் தற்காலிகமாக ஏற்படுத்திக் கொள்கிறது.

நாம் ஏற்கனவே பார்த்த லைசோ சோம்கள்தான் இரசாயனக் கழிவுகளை அழிக்கும் போர் வீரர்கள். லைசோ சோம் என்ற மருத்துவச் சொல்லிற்கு அழிக்கும் பொருள் என்று அர்த்தம். ஆங்கிலத்தில் இதனை Sucide Sox என்றும், தற்கொலைப் பைகள் என்றும் இதை அழைப்பார்கள். உலகத்தின் முதல் தற்கொலைப் படையை உருவாக்கியது மனித உடலின் செல்களாகத்தான் இருக்கும்.

தற்கொலைப் படை எவ்விதமாக தன் எதிரிகளை அழிக்கிறது? அழிக்கும் தன்மையுள்ள வெடி பொருட்களோடு எதிரியின் மீது தாக்குதல் நடத்துகிறது. தானும் அழிந்து எதிரியையும் அழிப்பதுதான் தற்கொலைப்படை. அதே போலத்தான் இந்த லைசோ சோம்கள். கழிவுகளின் தன்மையையும், அளவையும் பொருத்து லைசோ சோம்கள் வளர்கின்றன. செல்லில் ஆரோக்கியமான சூழல் நிலவுகிற போது கழிவுகளைத் தாக்குகின்றன. விரதம், ஓய்வு என்று நாமே ஆரோக்கியமான சூழலை ஏற்படுத்திக் கொண்டாலும் சரி, அல்லது

காய்ச்சல், சோர்வு என்று உடலே ஏற்படுத்திக் கொண்டாலும் சரி செல்கள் அவற்றைப் பயன்படுத்திக் கொள்கின்றன.

லைசோ சோம்கள் இரசாயனக் கழிவுகளின் மேல் மோதுகின்றன. இங்கு ஒரு சந்தேகம் வரலாம். லைசோ சோம்கள் இருப்பது செல்சுவரின் அருகில். இரசாயனக் கழிவுகள் இருப்பது இன்னொரு இடத்தில். எப்படி அங்கு சென்று மோதும்? செல்லில் இருக்கும் செல்திரவத்தின் மீதுதான் எல்லா உறுப்புக்களும் மிதந்து கொண்டிருக்கின்றன. (கோழி முட்டை போல). லைசோ சோம் எங்கு செல்ல முடிவெடுக்கிறதோ அங்கு நகர்கிறது. தாக்குதல் நடத்துகிறது. மனிதன் என்பவன் ஒரு உயிர் அல்ல. உடலில் உள்ள ஒவ்வொரு செல்லும் ஒரு உயிர். அதிலும், செல்லிற்குள் இருக்கும் லைசோ சோம் தனியாக முடிவெடுக்கிறது. தனியாகப் பிறந்து, தனியாகச் செத்தும் போகிறது. அதுவும் ஒரு உயிர்தான். எண்ணற்ற உயிர்களால் ஆனதுதான் மனித உடல்.

லைசோ சோம் தாக்குதலில் சிக்கிய இரசாயனக் கழிவுகள் அழிந்து போகின்றன. தாக்குதல் நடத்திய லைசோ சோம்களும் அழிந்து போகின்றன. தற்கொலைப் பைகள் என்று எவ்வளவு பொருத்தமாகப் பெயர் சூட்டியிருக்கிறார்கள் உயிரியல் விஞ்ஞானிகள். அழிந்த கழிவுகளில் இருந்து நுண்ணிய துகள்கள் கூட எஞ்சாத அளவுக்கு இத்தாக்குதல் நடந்து முடிகிறது. செல்லிற்கும் பாதிப்பில்லை, உடலுக்கும் பாதிப்பில்லை. அப்படியானால் லைசோ சோம்தான் அழிந்து விட்டதே... வேறு லைசோ சோமுக்கு செல் என்ன செய்யும்? இப்போது மறுபடியும் செல்லின் படத்தைப் பாருங்கள். ஒரு செல்லில் நிறைய லைசோசோம்கள் இருக்கின்றன. அப்படியும் செல்லுக்கு புதிதாக லைசோ சோம்கள் தேவைப்பட்டால் உருவாக்கிக்கொள்ளும்.

ஒரு செல்லின் இயக்கம் எவ்வளவு அற்புதமானது? அதன் கழிவு வெளியேற்றப் பணிகள் எவ்வளவு அருமையானவை? தினசரி உடலிற்கு சக்தியைத்தரும் பொருட்டு உருவாகும் கழிவுகளை செல்கள் வெளியேற்றுகின்றன. நம்முடைய தவறுகளால் அமுக்கப்படும் கழிவுகளை செல்கள் தொந்தரவுகள் மூலம் வெளியேற்றுகின்றன. மறுபடியும் இரசாயனங்களால், பழக்க வழக்கங்களால் இரசாயனக் கழிவுகளாக மாற்றப்பட்டாலும் அவற்றை அற்புதமான முறையில் அழித்து விடுகின்றன. ஆக, கழிவுகள் என்பவற்றை செல்கள் வெளியேற்றிக் கொண்டே இருக்கின்றன...அதன் ஆயுள் முடிகிற வரைக்கும்.

இப்படி உடலில், அதன் செல்களில் தேங்கும் கழிவுகள் எந்தவகைக் கழிவானாலும் வெளியேற்றுவதுதான் உடலின் இயற்கை. நாம் உடலின் இயற்கைக்கு மாறாக மறுபடி, மறுபடி கழிவுகளைத் தேங்குமாறு செய்கிறோம். சரி... அப்படியானால் என்னென்ன செய்தால் கழிவுகள் தேங்கும்? என்பதை தெரிந்து கொள்ள வேண்டாமா? இயற்கை விதி மீறல், இயற்கைக்கு மாறான பழக்க வழக்கங்கள் என்று மறுபடி மறுபடி குறிப்பிட்டால் போதுமா? அவை என்னென்ன என்பதை மேலும் கூடுதலாகப் புரிந்து கொள்வோம்.

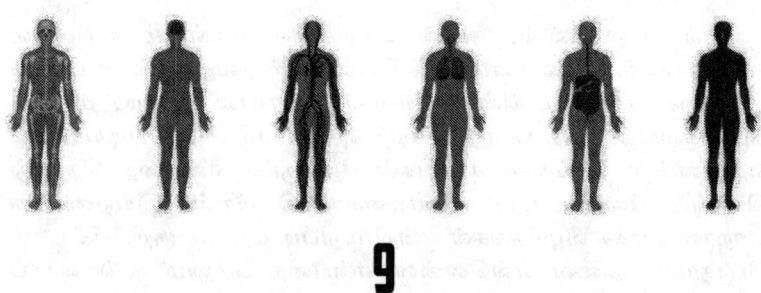

9

நம் இயற்கை விதி மீறல்களின் விளைவாக உடலில், உயிரணுக்களில் கழிவுகள் தேங்குகின்றன. அவற்றை நாம் மூன்று வகையாகப் பிரித்து, உயிரணு எவ்வாறு வெளியேற்றுகிறது என்பதைப் பார்த்தோம்.

உடல் எப்போதும் கழிவுகளைத் தனக்குள் வைத்துக் கொள்வதில்லை. தன்னுடைய எதிர்ப்பு சக்தியைப் பயன்படுத்தி அவற்றை உடனடியாக வெளியேற்றி விடவே முயல்கிறது. சாதாரணக் கழிவுகள் நம் உடலில் இருந்து உருவாகின்றன. இவற்றை தேங்க வைப்பதும், இரசாயனக் கழிவுகளாக மாற்றுவதும் நம்முடைய பழக்க வழக்கங்களே என்பதையும் நாம் பார்த்தோம். நம்முடைய அன்றாட பழக்க வழக்கங்கள் மூலமாக எவ்விதம் இயற்கை விதிகளை மீறுகிறோம் என்பதை இப்போது பார்க்கலாம்.

நம் உடல் வெளிப்படுத்தும் உணர்வுகளை மீறுவதுதான் இயற்கை விதி மீறல். உடல் தன் தேவையை பசி மூலம் அறிவிக்கிறது. அப்போது நாம் சாப்பிட்டால் உணவுகளில் இருந்து கிடைக்கும் சக்தியை உடல் செல்களுக்கு அளித்து புத்துணர்ச்சி பெறும். அதற்குப் பதிலாக பசி இல்லாத போது நாம் சாப்பிட்டால் செரிமானம் முழுமையாக நடைபெறாது. உடலிற்கு உணவு தேவை இருக்கிறது என்பதையும், உணவைச் செரிப்பதற்கு உடல் தயாராக இருக்கிறது என்பதையும் நமக்கு அறிவிப்பதுதான் பசி. சாப்பிடுவதற்குரிய சரியான நேரம் என்பது பசி எடுக்கும் நேரம் தான்.

உடலின் அடிப்படையான தேவை உணவு. அதை கேட்கும் உணர்வு பசி. இதை நாம் முறையாகப் பராமரிக்கிறோமா? நம்முடைய இயற்கை விதி மீறலின் பிரதானமான துவக்கம் இதுதான். பசியில் மட்டும் எத்தனை விதமான மீறல்களைச் செய்கிறோம்?

1. பசிக்கும் போது சாப்பிடாமல் இருப்பது.
2. பசிக்காத போது சாப்பிடுவது.
3. அளவுக்கு அதிகமாகச் சாப்பிடுவது.
4. வேகமாகச் சாப்பிடுவது.
5. ஒரே சுவையுள்ள உணவுகளையே சாப்பிடுவது.
6. இரசாயன உணவுகளை அதிகமாகச் சாப்பிடுவது.

என்று பட்டியல் போட்டுக்கொண்டே போகலாம். உடலின் மிக முக்கியமான உணர்வான பசியை இவ்வாறு வகை வகையாகப் புறக்கணிக்கிறோம். அதே போல தாகம். உடலின் நீர்ச் சமநிலை குறையும் போது தாகம் ஏற்படுகிறது. தாகம் ஏற்படும் போது தண்ணீர் குடிப்பது என்பது மிக முக்கியமான வேலை. நம்முடைய உடல் செல்களுக்கு தண்ணீர்த் தேவை ஏற்படும் போது தாகத்தை நாம் உணர்கிறோம். இதில் நாம் செய்யும் விதி மீறல்கள்.

1. தாகம் இருக்கும் போது தண்ணீர் குடிக்காமல் இருப்பது.
2. தாகம் இல்லாத போது சும்மா தண்ணீர் குடிப்பது.
3. தண்ணீரின் குளிர்ச்சியை வாய் உணராத அளவிற்கு வேகமாகக் குடிப்பது.
4. தாகம் இருக்கும் போது தண்ணீருக்கு பதில் சுவையுள்ள பானங்களைக் குடிப்பது.
5. இரசாயன குளிர் பானங்களை அதிகமாகக் குடிப்பது.

இவை தாகத்தில் நாம் செய்யும் விதி மீறல்கள்.

ஒருநாளைக்கு இவ்வளவு தண்ணீர் தேவை என்று ஒரு கணக்கை எடுத்துக் கொள்வோம். அந்த அளவை காலை எழுந்தவுடனேயே குடித்து விட்டால் அன்றைய நாள் முழுக்க தண்ணீர் தேவையில்லை என்று சொல்ல முடியுமா? அப்படி இல்லை, உடலின் இயக்கம், புறச்சூழல், நாம் செய்யும் வேலை என்று பல காரணிகளால் ஒவ்வொரு நிமிடத்திலும் தண்ணீர்த் தேவை என்பது மாறுபடுகிறது. தாகம் இல்லாத நேரத்தில் கூடுதலாகத் தண்ணீர் குடிப்பது உடலிற்கு ஏற்றதல்ல. தாகம் இருக்கும் போது தண்ணீர் குடிப்பது என்பது மிகச்சாதாரணமான வேலை. இதைச் சரியாகச் செய்யாமல் விதம் விதமான முறைகளில் தாகத்தை மீறுகிறோம்.

அதே போல தூக்கம். பசி அளவிற்கு பிரதானமான வேலை தூக்கம். தூக்கம் என்பது உடலிற்கு புத்துணர்வை அளிக்கும் அடிப்படை வேலைகளில் ஒன்று. இதில் நாம் செய்யும் விதி மீறல்கள்.

1. இரவுகளில் தூங்காமல் வேலை செய்வது.
2. நேரம் கிடைக்கும் போது தூங்குவது.
3. தேவைக்கு குறைவாகத் தூங்குவது.
4. தேவைக்கு அதிகமாகத் தூங்குவது.
5. இரசாயன மருந்துகளைப் பயன்படுத்தி செயற்கை தூக்கத்தை வரவழைப்பது.

இரவுகளில் நாம் தூங்கும் போது உடலில் நடக்கும் வேலைக்கும், பகலில் நாம் தூங்கும் போது உடல் செய்யும் வேலைக்கும் ஏராளமான வேறுபாடுகள் உள்ளன. அதே போல மருந்துகளின் உதவியோடு நாம் தூங்கி எழுந்தால், எழும் போதே இயற்கையான தூக்கத்தின் புத்துணர்ச்சிக்கும், செயற்கைத் தூக்கத்தின் உணர்ச்சிக்கும் உள்ள வேறுபாட்டை உணரலாம். உடலுக்கு தூக்கம் தேவைப்படும் போது தூங்காமல் இருந்தால் உடல் செல்கள் புத்துணர்ச்சி அடைவதில்லை. அதே போல தேவையற்று அதிகமாக தூங்குவதால் உடல் மேலும் சோர்வுறுகிறது.

ஓய்வு என்ற இயற்கைத் தேவையிலும் நாம் விதியை மீறுகிறோம். தொடர்ந்து வேலை செய்யும் ஒருவருக்கு உடல் சோர்வுறும் போது ஓய்வு அவசியம். ஓய்வு என்பது தூக்கம் அல்ல. நீண்ட நேரம் நின்று கொண்டிருக்கிற ஒருவர் அமர்வதே ஓய்வு தான். நீண்ட நேரம் படுத்துக் கொண்டிருக்கும் ஒருவர் அமர்வது ஓய்வு. ஓடிக் கொண்டிருக்கும் ஒருவருக்கு நிற்பதும், அமர்ந்து கொண்டிருக்கும் ஒருவருக்கு நிற்பதும் ஓய்வுதான்.

1. உடல் சோரும் போது வேலை செய்தல்.
2. எப்போதும் ஓய்விலேயே இருத்தல்.

போன்ற விதிமீறல்களைச் செய்கிறோம். ஆக, மேற்கண்ட பசி, தாகம், தூக்கம், ஓய்வு ஆகிய அடிப்படைத் தேவைகளில் விதி மீறும் போதுதான் நம்முடைய இயல்பான உடல் சீர்கெடுகிறது. செல்களில் கழிவுகள் தேங்குகிறது. தேங்கிய கழிவுகள் இரசாயனக் கழிவுகளாக மாறுகிறது. உடலின் குணமாக்கும் இயக்கமும், அக இயக்கமும் பாதிப்படைகிறது. இயற்கை விதி மீறலைத் தவிர்த்தால் நாம் ஏற்கனவே பார்த்த உருவாக்கம், குணமாக்குதல் ஆகிய இயக்கங்கள் சீராக இயங்கும்.

தொடர்ந்து உடலின் மூன்றாவது இயக்கத்தைப் பார்க்கலாம்...

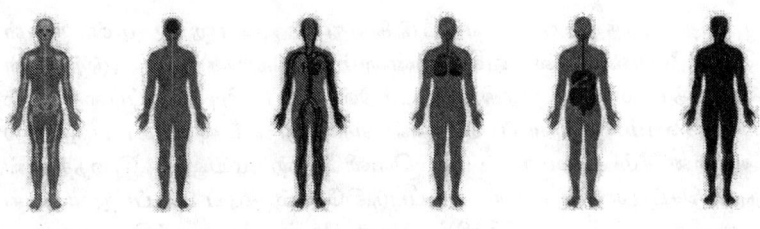

10

நாம் இதுவரை உடலின் இயக்கங்களை நான்காகப் பிரித்து அறிந்து வருகிறோம். உடல் எவ்வாறு தன் உறுப்புகளை, தனக்குத் தேவையான சத்துக்களை உருவாக்கிக் கொள்கிறது என்பதை உருவாக்கம் என்ற பகுதியில் பார்த்தோம். உடலில், அதன் உயிரணுக்களில் உருவாகும் கழிவுகளை அது எவ்வாறு வெளியேற்றுகிறது என்பதை நீக்குதல் என்ற பகுதியில் பார்த்து வந்தோம். கழிவுகள் நம் உடலில் எவ்வாறு உருவாகின்றன, அவற்றிற்கு காரணமான இயற்கை விதி மீறல்கள் என்றால் என்ன என்பதையும் நாம் பார்த்திருக்கிறோம்.

நம் உடலிற்கு ஊறு விளைவிக்கும் கழிவுகளையும், அந்நியப் பொருட்களையும் உடல் எவ்வாறு நீக்குகிறது என்பதில் இன்னும் சில விஷயங்களை பார்த்துவிட்டு, நாம் மூன்றாம் இயக்கத்திற்குப் போகலாம்.

நம் காலில் சிறிய முள் ஒன்று குத்தி விடுகிறது. உடனே நாம் அதைப் பிடுங்கி எடுக்கிறோம். முள்ளின் நுனி பாதத்தில் சிக்கிக் கொள்கிறது. ஊசியைக் கொண்டு குத்தி எடுக்க முயல்கிறோம். ஆனாலும் முள்ளின் நுனி உள்ளேயே தங்கி விடுகிறது. இப்போது உடல் என்ன செய்யும்? உள்ளிருக்கும் அந்நியப் பொருளான முள்ளை வெளியே தள்ள முயற்சிக்கும். முள்ளால் செல்கள் பாதிப்படையும் போது - முள் குத்தும் போது - ஒரு விதமான வலி இருக்கும். முள்ளின் நுனியை உடல் வெளியே தள்ள முயற்சிக்கும் போது வேறு விதமான வலி இருக்கும். முதலில் ஏற்படுகிற வலி உயிர்ச்சிதைவின் வலி. உடலின் செல்கள் பாதிக்கப்படும் போது ஏற்படுவது. இரண்டாவது ஏற்படும் வலி - முள்ளினால் ஏற்பட்ட பாதிப்பின் அதிர்வை உடலுக்குள் கடத்தாமல் அப்பகுதியிலேயே அதைப் பாதுகாக்கவும், உள்ளே நின்றுவிட்ட முள் துகளை வெளியேற்றவுமான வலி ஆகும்.

நோய்களிலிருந்து விடுதலை | அ. உமர் பாரூக் | 55

தொடர்ந்து வலி ஏற்படுகிறது. ஆனாலும் முள் துகள் வெளியேறவில்லை. வலி இன்னும் அதிகரிக்கிறது. அடுத்தநாள் கவனித்தால் முள் குத்திய இடத்தில் சீழ்ப் பிடித்திருப்பதை நாம் பார்க்கலாம். அந்நியப் பொருள் ஏதாவது உடலின் உட்புகுந்தால் அதனை சீழ் மூலமாக உடல் வெளியேற்ற முயலும். இதைத்தான் நாம் செப்டிக் என்று கூறி, பயப்படுகிறோம். சீழ்ப் பிடிப்பது என்பது உடலின் எதிர்ப்பு சக்தியின் வெளியேற்றும் முயற்சி. சாதாரண நிலையில் சீழ் ஏற்படுவதில்லை. அந்நியப்பொருள் உடலில் உள்ள போதும், வெளியேற்றப் படவேண்டிய கழிவுகள் உடலில் உள்ள போதும் மட்டுமே உடல் சீழைச் சுரக்கும்.

இந்த சீழ் என்பது என்ன? சளி போன்ற இந்தத் திரவம் நம் உடல் எதிர்ப்பு சக்தியின் ஆயுதம். நம் இரத்தத்தில் உள்ள வெள்ளை அணுக்கள் தற்கொலை செய்து கொண்டு சீழை உருவாக்குகின்றன. வெள்ளை அணுக்கள் என்பவை நம் எதிர்ப்பு சக்தி என்றும், அந்நியப் பொருட்களை எதிர்க்கும் போர் வீரர்கள் என்றும் பள்ளிப் பாடங்களில் படித்திருப்போம். நம் வெள்ளை அணுக்கள் சீழாக மாறி நம் உடலில் புகுந்த முள் துகளை அகற்ற முயன்றால் அதை நாம் செப்டிக் என்று அழைத்து பயப்படுகிறோம்.

இப்படி சீழ் பிடித்த பிறகு உடலில் புகுந்த முள் துகள் படிப்படியாக வெளியேற்றப்படுகிறது. சீழ் பிடித்த பகுதி சிறு வீக்கமாக மாறி, பின்பு அது பழுத்து உடைகிறது. உடைந்து வெளியேறும் சீழில் முள் துகள் கலந்திருப்பதை நாம் பார்க்க முடியும்.

உடலிற்கு ஒவ்வாத அந்நியப் பொருட்களை உடல் நீக்கும் போதுதான் வலியும், சீழும் ஏற்படுகிறது. ஆக, உடலிற்கு ஒவ்வாத எந்தப் பொருளையும் உடலிற்குள் நம் எதிர்ப்பு சக்தி விட்டு வைப்பதில்லை. இதைத்தான் நாம் நீக்குதல் என்று அழைக்கிறோம்.

அதே போல, செல்களில் உள்ளே நுழைய முயலும் அந்நியப் பொருட்களை நம் உடல் எவ்வாறு நீக்குகிறது என்பதையும் பார்ப்போம்.

நம்முடைய உடலுக்குள் நுழையும் அந்நியப் பொருட்கள் செல்களில் நுழைய முயல்கிறது. உடலிற்கு வெளியே நிலவும் புறச்சூழல்களில் இருந்து, கழிவுகளில் இருந்து நுண்ணுயிர்கள் இவ்வாறு செல்களில் நுழைய முயலும். செல் பற்றி நாம் ஏற்கனவே பார்த்திருக்கிறோம்.

செல்லிற்கு உள்ளே அந்நியப் பொருட்கள் எதுவும் நுழையாதவாறு செல் சுவர் செல்லை பாதுகாக்கிறது. செல் சுவரை ஊடுருவும் தன்மை மிக்க சில நுண்ணுயிர்கள் செல் சுவரையும் மீறி செல்லினுள் நுழைகின்றன. அப்படி செல்லிற்குள் ஊடுருவும் அந்நியப் பொருட்களை செல் எவ்வாறு எதிர் கொள்கிறது தெரியுமா? செல் சுவரைத் துளைத்து நுண்ணுயிர்கள் உள்ளே நுழையும் போதே, அந்நியப் பொருட்களைச் சுற்றி ஒரு சிறு பலூன் போன்ற அமைப்பை நம் எதிர்ப்பு சக்தி ஏற்படுத்துகிறது. இதன் பெயர் பேகோசோம்.

வெளியில் இருந்து செல்லிற்குள் நுழைந்த நுண்ணுயிர்கள் பேகோசோமிற்குள் சிக்கிக் கொள்கின்றன. அவற்றால் செல்லின் உட்பகுதியையோ, செல்லின் பிற உறுப்புக்களையோ தாக்க முடியாதவாறு பலூனின் சுவர் அமைந்திருக்கிறது. அந்நிய நுண்ணுயிர்கள் உயிரோடு இருந்தாலும், அவற்றால் சுதந்திரமாகச் செயல்பட இயலாது. இப்படியே சிறைபிடித்து எத்தனை நாட்கள் வைத்திருப்பது? நாம் ஏற்கனவே அறிந்த லைசோ சோம் (தற்கொலைப் பைகள்) இந்த பலூனின் சுவர்களை ஊடுருவி பேகோசோமின் உட்புறம் சென்று விடும். லைசோ சோம்களால் பலூனின் சுவர்களை அழிக்க முடியாத அளவிற்கு அவை எதிர்ப்பு சக்தியால் கடினமாக உருவாக்கப்பட்டிருக்கும். மென்மையான சுவர்களால் இந்த பேகோ சோம் பலூன்கள் உருவாயிருந்தால் உள்ளிருக்கும் அந்நிய நுண்ணுயிர்கள் தப்பிவிட முடியுமல்லவா? அப்படி, சுவர்களை ஊடுருவி பலூன்களுக்குள் போகும் லைசோ சோம்கள் உள்ளேயிருக்கும் நுண்ணுயிர்கள் மேல் விழுந்து அவற்றையும் அழித்து, தானும் அழிகின்றன.

அந்நியப் பொருட்கள் இல்லாத வெற்று பலூன்கள் செல்லின் உள்ளேயே சில நாட்கள் இருக்கின்றன. அதன் சுவர்கள் மேலும் பலவீனம் அடைகிற போது இன்னொரு லைசோ சோம் மொத்த பலூனையே அழித்து விடுகிறது. இப்படி, பேகோ சோம் பலூனையும், அதற்குள் சிறைப்பட்ட அந்நிய நுண்ணுயிர்களையும் அழிக்கும் வேலைக்கு பேகோ சைட்டோசிஸ் என்று பெயர்.

ஆரோக்கியமாக இருக்கும் ஒரு செல்லினுள், ஒரு உடலினுள் எந்த விதமான அந்நியப் பொருட்களும் நுழைந்து விடவோ, அவற்றை தாக்கவோ முடியாது. நம்முடைய எதிர்ப்பு சக்தி அந்நியப் பொருட்களின் தன்மைக்கேற்ப அவற்றைத் தாக்கும் உத்திகளை வடிவமைக்கிறது. சாதாரண முள் துகளாக இருந்தால் சீழ் மூலமே வெளியேற்றிவிடும். செல்லினுள் புகும் உயிருள்ள அந்நியப்

பொருளாக இருந்தால் லைசோ சோம், பேகோ சோம் போன்ற ஆயுதங்கள் மூலம் அழிக்கிறது.

உடலுக்கு ஊறு விளைவிக்கும் அந்நியப் பொருட்களை நம் உடல் அடையாளம் காண்கிறது. அவற்றை ஏதாவது ஒரு வகையில் வெளியேற்றுகிறது அல்லது அழித்து விடுகிறது. இது நம் உடலின் நீக்குதல் இயக்கம் ஆகும். நீக்குதல் என்பது உடலின் அடிப்படை வேலைகளில் ஒன்று. முறையான எதிர்ப்பு சக்தியோடு இருக்கும் நபர் உடலுக்கு வெளியில் இருக்கும் சூழல்களையோ, அந்நியப்பொருட்களையோ கண்டு அஞ்சவேண்டியதில்லை.

அடுத்ததாக, நம் உடலின் மூன்றாம் இயக்கமான குணமாக்குதலைப் பார்க்கலாம்.

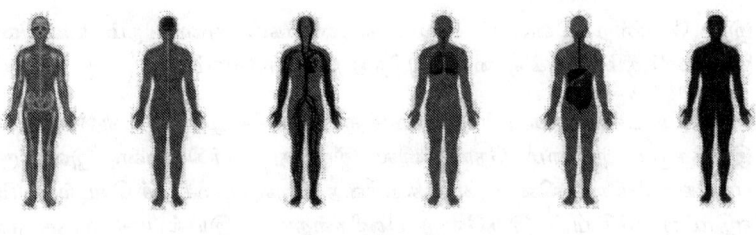

11

உடலின் பேரியக்கங்களைப் பற்றி அறிந்து வருகிறோம். தனித்தனியான உடலின் உள்ளுறுப்புகள் ஒவ்வொன்றும் எவ்வாறு இயங்குகின்றன என்பதைவிட, ஒட்டுமொத்த மனித உடல் இயக்கத்தின் அடிப்படை ஒருங்கிணைவை நாம் பார்த்து வருகிறோம். உடலின் முதல் பணியாக உருவாக்குதலையும், இரண்டாம் பணியாக நீக்குதலையும் விரிவாகப் பார்த்தோம். இப்போது மூன்றாம் பணியான குணமாக்குதலைப் பற்றிப் பேசலாம்.

இக்கட்டுரையின் துவக்கத்திலேயே நாம் சில விஷயங்களை பார்த்து வந்திருக்கிறோம். நம் உடல் என்னும் அக மருத்துவர் தனக்கு ஏற்படும் தொந்தரவுகளை, சீர்குலைவை எவ்வாறு சரி செய்து கொள்கிறார் என்பதை சில உதாரணங்கள் மூலம் ஏற்கனவே பார்த்தோம். நம் உடலில் ஒரு காயம் ஏற்பட்டால் ஒட்டு மொத்த இரத்தமும் வெளியேறிவிடுவதில்லை. இரத்தம் காற்றோடு வினைபுரிந்து உறைந்து போகிறது. கிழிபட்ட தோல்பகுதி தன்னைத் தானே சரி செய்து கொண்டு இரத்தத்தை வெளியேற விடாமல் மூடிக்கொள்கிறது.

நமக்கு ஏற்படும் ஒரு காயம் எந்த வித மருத்துவங்களின் உதவியும் இன்றி தானே சரியாகிறது. அதீத உழைப்பால் சோர்வுறும் உடல் ஒரு தூக்கத்தின் மூலம் புத்துணர்வு பெறுகிறது. காயத்தை ஆற்றியதும், இரத்தத்தை உறைய வைத்ததும், புத்துணர்வு அளித்ததும் யார்? அவர்தான் நம் உடலில் இருக்கும் எதிர்ப்பு சக்தி என்னும் மருத்துவர்.

நம் உடலில் ஏதாவது ஒரு எலும்பு உடைந்து விட்டால் அதனை இணைப்பது எதிர்ப்பு சக்திதான். எந்த விதமான மருத்துவம் எடுத்துக் கொண்டாலும், அறுவை சிகிச்சை செய்தாலும் உடைந்த எலும்புகளை இணைப்பது உடல்தான் என்பதையும் பார்த்தோம்.

இது போன்ற இன்னும் சில உதாரணங்கள் மூலம் நம் உடலின் குணமாக்கும் இயக்கத்தைப் புரிந்து கொள்வோம்.

நம் உடலில் நிகழும் குணமாக்கும் இயக்கமும், வெளியேற்றும் இயக்கமும் நம்மை நோய்களில் இருந்து காக்கின்றன. இவ்விரு பணிகளுமே உடலின் ஆரோக்கியத்தை நிறுவுவதற்காகச் செயல்படும் எதிர்ப்பு சக்தியின் இருவேறு பணிகள்தான். இயல்பாக இருக்கும் ஒரு உடலில் இயற்கை விதி மீறல்கள் ஏற்படும் போது (நாம் செய்யும் போது) அதன் அன்றாட இயக்கங்கள் பாதிக்கப்படுகின்றன. உள்ளுறுப்புகளில் ஏதாவது ஒன்றில் வெளியேற வேண்டிய கழிவுகள் தேங்கிவிடுகின்றன. இப்படி தேங்கி விடுகிற கழிவுகளை உடல் வெளியேற்றுவது குணமாக்குதலின் ஒரு நிலையாகும்.

உள்ளுறுப்புகளில் தேங்குகிற கழிவுகளை நம் உடலின் எதிர்ப்பு சக்தி வெளியேற்ற முயல்கிறது. அப்படி வெளியேற்றும் போது சில தொந்தரவுகளை நாம் உணர்கிறோம். நுரையீரலில் தேங்கிய சளிக்கழிவை வெளியேற்றும் போது இருமல் உருவாகிறது. நாம் இருமலை உடலின் வெளியேற்றம் என்று புரிந்து கொண்டு உடலிற்கு ஒத்துழைத்தோமானால் சளி வெளியேறிய பின்பு நம் உடல் இயல்பிற்குத் திரும்பும். அதே போல மூக்கின் உட்பகுதியில் அமைந்துள்ள சைனஸ் சளிச்சவ்வில் கழிவுகள் தேங்குமானால் தும்மலாக வெளிப்படுகிறது. நம் உடலிற்கு ஒவ்வாத பொருட்கள் மூக்கிற்குள் நுழையும் போதும், சைனஸில் தேங்கி விடுகிற போதும் தும்மலை உடல் உருவாக்குகிறது.

நம் உடலிற்கு ஒவ்வாத தூசு கண்களில் படுமானால் கண்ணீர் வருகிறது. இதுவும் வெளியேற்றம்தான். நம் உடல் கழிவுகளுக்கு எதிராக ஏற்படுத்தும் விளைவைத்தான் நாம் ஒவ்வாமை (அலர்ஜி) என்று அழைக்கிறோம். இந்த ஒவ்வாமைக்காக தனி சிகிச்சை அவசியமில்லை. ஏனென்றால் ஒவ்வாமை என்பதே உடலின் சிகிச்சைதான். உள்ளிருக்கும் கழிவுகளை வெளியேற்றவும், உடலிற்குள் நுழைய முயலும் கழிவுகளைத் தடுக்க முயல்வதும் தான் ஒவ்வாமை.

அதே போல நமக்கு ஏற்படும் வலி. ஒரு உயிர் அணு சிதையும் போதும், அது புதுப்பிக்கப் படும்போதும் நம் உடலில் வலி தோன்றுகிறது. ஒரு காயம் ஏற்படும் போது, நாம் கீழே விழுகிற போது ஏற்படும் வலி பற்றி விளக்க வேண்டியதில்லை. இது அணுக்கள் பாதிப்படையும் போது ஏற்படும் சிதைவின் வலி.

இதைத் தொடர்ந்து இன்னொரு வலி ஏற்படும். உங்கள் கையை அழுத்தமாக இறுக்கிப்பிடியுங்கள். இப்போது ஒரு வலி ஏற்படும். பிடியை விட்டவுடன் வலியின் தன்மை மாறி, இன்னொரு வலி தோன்றுவதை நாம் உணர முடியும். இந்த இரண்டாவது வலி குணமாக்கும் வலியாகும்.

தொடர்ந்து நான்கு, ஐந்து நாட்கள் நாம் மலம் கழிக்கவில்லையென்றால் என்ன ஆகும்? முதலில் வயிற்றில் கனமான உணர்வு தோன்றும். இது தேக்கத்தின் அடையாளம். ஐந்தாவது நாளில் திடீரென்று வயிற்றில் இருந்த கனமான உணர்வு வலியாக மாறுகிறது. இப்போது இந்த வலிக்காக நாம் ஏதாவது சிகிச்சை எடுத்துக் கொள்வோமா என்ன? எடுத்துக் கொள்ள மாட்டோம். ஏனென்றால் வயிற்றில் தேங்கிய மலம் வெளியேறுவதற்கு முன்பாக ஏற்படும் வலிதான் நமக்கு ஏற்பட்டிருக்கிறது என்பதை நாம் அறிவோம். இப்படி வலி ஏற்பட்ட சிறிது நேரத்தில் மலம் வெளியேறிவிடும். எங்கெல்லாம் கழிவுகள் தேங்குகிறதோ அங்கு அக்கழிவுகளை உடல் வெளியேற்ற முயலும் போது வலி ஏற்படும்.

நாம் அதிக நேரம் நிற்கும் போதோ அல்லது அதிக தூரம் நடக்கும் போதோ கால்களில் வலி ஏற்படுகிறது. இது சோர்வினால் ஏற்படும் வலி. அப்படி கால்கள் சோர்வுற்ற நிலையில் நாம் தூங்கும் போது அதிக வலியை உணர்வோம். நாம் ஓய்வாக இருக்கும் போது ஏற்படும் இந்த வலி சோர்வுற்ற கால்களை - தசைகளின் உயிரணுக்களை - புத்துணர்ச்சி பெறச் செய்யும் போது ஏற்படும் வலியாகும். நாம் எல்லா வலிகளையும் பார்த்து பயப்படுகிறோம். ஆனால், குணமாக்கும் வேலை நம் உடலில் நடைபெறும் போதும் வலி ஏற்படும். அது உடல் புதுப்பிக்கப்படுவதற்கான அடையாளம்.

நம் உடலில் எந்தப் பகுதியில் காரணமின்றி வலி ஏற்படுகிறதோ அந்தப் பகுதியில் கழிவுகள் தேங்கியிருக்கிறது என்பதையும், அவை வெளியேறப் போகிறது என்பதையும் நாம் அறிந்து கொள்ள வேண்டும். அதே போல எரிச்சல்.

எரிச்சல் என்பதும் குணமாக்கும் விளைவே ஆகும். நமக்கு தலைவலி ஏற்பட்டிருப்பதாக வைத்துக் கொள்வோம். அதை நீக்குவதற்காக ஒரு தைலத்தை நாம் நெற்றியில் தேய்த்துக் கொள்கிறோம். இப்போது வலியுள்ள பகுதியில் வலி நீங்கி, எரிச்சல் ஏற்படுகிறது. வலி போய் இப்போது எரிச்சல் வந்து விட்டதே என்று அதற்காக ஏதாவது சிகிச்சை எடுத்துக் கொள்கிறோமா? அவ்வாறு

எடுத்துக் கொள்வதில்லை. ஏனென்றால் வலியைப் போக்குவதற்காக நாம் தேய்த்த தைலம் தான் எரிச்சலை ஏற்படுத்தி இருக்கிறது என்பதை நாம் அறிவோம். எரிச்சல் என்பது வலியைப் போக்கும் போது ஏற்படும் விளைவு ஆகும். இதே எரிச்சல் நமக்கு தலைவலி இல்லாத போது, தைலம் தேய்க்காத போது ஏற்பட்டிருந்தால் என்ன செய்வோம்? அய்யய்யோ... எரிச்சல் வந்து விட்டதே என்று மருத்துவரைத் தேடி ஓடுவோம். எரிச்சல் என்பதை நமக்கு நாமே ஏற்படுத்தினால் மட்டுமல்ல தானே ஏற்பட்டாலும் அது உடலின் குணமாக்கும் விளைவே. வலியைப் போலவே எரிச்சலைக் கண்டும் பயப்பட வேண்டியதில்லை.

உடலின் எதிர்ப்பு சக்தி குணமாக்கும் இயக்கத்தை நடத்துகிற போது, இவ்வகையான தொந்தரவுகள் ஏற்படும். இன்னும் சில குணமாக்கும் விளைவுகளை பார்க்கலாம்.

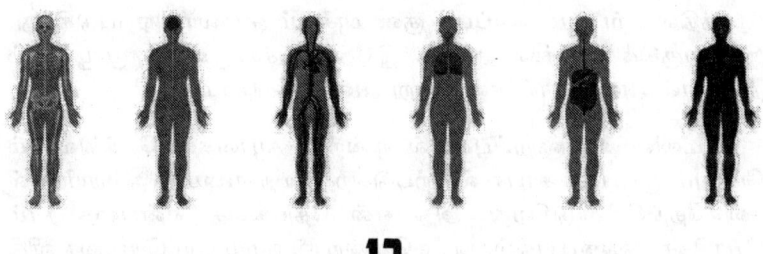

12

உடலின் பேரியக்கங்களில் ஒன்றான குணமாக்குதலைப் பற்றி பார்த்து வருகிறோம்.

உடலில் ஏற்படும் காயம் தானாகவே சரியாவதையும், இரத்தம் தானாகவே உறைந்து நின்று போவதையும் அறிந்து கொண்டோம்.

எலும்புகள் முறிந்து விட்டால் அதை இணைப்பதும், நுரையீரலில் சளி தேங்கினால் அவற்றை வெளியேற்ற இருமலை ஏற்படுத்துவதும் உடல்தான். மூக்கின் உட்பகுதியான சைனஸில் கழிவுகள் தேங்கினால் தும்மலையும், கண்களில் கழிவுகள் தேங்குமானால் கண்ணீரையும் உடல் ஏற்படுத்துகிறது. இந்த குணமாக்கும் இயக்கத்தைத் தான் நாம் ஒவ்வாமை என்று அழைக்கிறோம். அதே போல எரிச்சலும், வலியும் எவ்வாறு உடல் குணமாக்கலில் வேலை செய்கின்றன என்பதையும், சோர்வு எவ்வாறு உடலால் சரி செய்யப்படுகிறது என்பதையும் விரிவாகப் பார்த்தோம்.

இன்னும் சில குணமாக்கும் இயக்கங்களைப் பார்க்கலாம்.

காய்ச்சலைப் பற்றி பார்க்கலாம். காய்ச்சல் என்பது என்ன? அது எதிர்ப்பு சக்தியின் உச்சகட்ட இயக்கம் என்பது மருத்துவ அறிவியல். அப்புறம் ஏன் காய்ச்சல் வந்தால் பயப்பட வேண்டும்? பயப்பட வேண்டிய அவசியம் இல்லை.

நம் உடலில் ஏதாவது ஒரு இடத்தில் காயம் ஏற்பட்டு விடுகிறது. அப்போது அந்தப்பகுதியில் குணமாக்கும் இயக்கம் வேலை செய்கிறது. வலி ஏற்படுகிறது. ஏன் வலி ஏற்படுகிறது என்பதை விரிவாகப் பார்த்தோம். அதே போல வீக்கம் ஏற்படுகிறது. உடலிலுள்ள நிணநீர் குணப்படுத்தப்பட வேண்டிய பகுதியில் குவிவதுதான் வீக்கம். காயத்தை குணமாக்குவதற்கான வெப்ப சக்தி அங்கு உருவாகிற போது அப்பகுதியில் சூடு ஏற்படுகிறது. அடிபட்ட

இடத்தில் ஏற்படும் வெப்பம் குணமாக்கும் சூழலால் ஏற்படுகிறது. இது பகுதிக் காய்ச்சல் ஆகும். இதே இயக்கம் உடல் முழுவதும் நடந்தால் அதை காய்ச்சல் என்று அழைக்கிறோம்.

உடலின் உள்ளுறுப்புகளில் ஒன்றில் கழிவுகள் தேங்கிவிடும் போதும் இப்படிக் காய்ச்சல் ஏற்படுகிறது. உதாரணமாக நுரையீரலில் சளி தேங்கி விடுகிறது. அது ஏன் தேங்கியது என்பதை நாம் யோசிக்க வேண்டியதில்லை. ஏனென்றால் நம்முடய இயற்கை விதி மீறல்களின் மூலம், அன்றாட பழக்க வழக்கங்கள் மூலம் கழிவுகளை நாமே உருவாக்கிக் கொள்கிறோம் என்பதை நாம் ஏற்கனவே அறிந்துள்ளோம். இப்படி நுரையீரலில் தேங்கி விட்ட சளியை நம் உடல் வெளியேற்ற முயற்சிக்கிறது. இருமல் வருகிறது. இப்போது இருமலை அடக்கும் இரசாயனப் பொருட்களை மாத்திரைகளாகவோ அல்லது டானிக்காகவோ உடலுக்குள் தள்ளுகிறோம். இருமல் ஏற்படக் காரணமாக அமைந்த சளியைப் பற்றி நாம் யோசிப்பது இல்லை. அதற்குப் பதிலாக உடலின் எதிர்ப்பு சக்தியால் ஏற்படுத்தப்பட்ட வெளியேற்றும் இயக்கமான இருமலை நாம் நிறுத்தி விட விரும்புகிறோம். அப்படி நிறுத்தப்படும் இருமலால் சளி நுரையீரலிலேயே தங்கி விடுகிறது. மறுபடியும் நம் உடல் எதிர்ப்பு சக்தியை அடைகிற போது அதே சளி, நம்மால் நுரையீரலில் பாதுகாக்கப்பட்ட அதே சளி இப்போது வெளியேறுகிறது.

நாம் புதிதாக சளி பிடித்திருப்பதாக எண்ணி, மறுபடியும் இரசாயனங்களின் உதவியை நாடுகிறோம். இப்படி மறுபடி மறுபடி உள்ளடக்கப்படும் சளி கட்டியாக மாறுகிறது. தேங்குகிற கழிவின் தன்மை இறுகி மேலும் மோசமான சளியாக, ஒட்டும் தன்மையுடையதாக மாறும் என்பதை நாம் ஏற்கனவே அறிந்திருக்கிறோம் அல்லவா? எனவே இப்போது நுரையீரலில் சளி ஒட்டிக் கொள்கிறது.

இவ்வாறு ஒட்டிக் கொள்ளும் சளியை நேரடியாக வெளியேற்ற வழியில்லாத நிலையில் நம் உடல் எதிர்ப்பு சக்தியை அதன் மேல் ஏவுகிறது. நுரையீரல் பகுதியில் படிப்படியாக வெப்பம் அதிகரிக்கிறது. அந்த வெப்பம் உடலின் மேல் பகுதியில் மார்புப் பகுதியிலும் வெளிப்படுகிறது. இந்த வெப்பம் நுரையீரலில் இருந்து கழிவுகளை வெளியேற்ற ஆவண செய்வதற்காக உடலால் ஏற்படுத்தப்பட்ட வெப்பம். மார்பில் இருந்து படிப்படியாக உடல் முழுவதும் வெப்பம் பரவுகிறது. நம்முடைய எதிர்ப்பு சக்தி உடல் முழுவதும் இயங்குவதற்கான சூழலை ஏற்படுத்துவதற்காகவும்,

கழிவுகளை வெளியேற்ற உதவுவதற்காகவுமே வெப்பப்பரவல் நடக்கிறது. இதுதான் காய்ச்சல்.

நம் உடலில் எப்போதெல்லாம் கழிவுகளை வெளியேற்ற கூடுதல் சிரத்தை தேவைப்படுகிறதோ அப்போதெல்லாம் உடலை சீர் படுத்துவதற்காக கழிவுகள் தேங்கியிருக்கும் பகுதியில் இருந்து காய்ச்சல் துவங்குகிறது.

காய்ச்சல் வந்து சரியானதும் உடலில் இருந்து கழிவுகள் வெளியேறி உடல் இலகுவாவதை நாம் பார்க்கவும், உணரவும் முடியும். இரசாயன மருந்துகளால் காய்ச்சலை அடக்காத போதுதான் இது நிகழும். நம் குழந்தைகளுக்கு ஏற்படும் காய்ச்சலைக் கவனித்தோமானால் கழிவு வெளியேற்றம் பற்றிப் புரிந்துகொள்ளலாம். நம் குழந்தைகளுக்கு லேசாக காய்ச்சல் துவங்கும் போது கவனியுங்கள். நெஞ்சுப் பகுதியில் இருந்து காய்ச்சல் துவங்குமானால் குழந்தைக்கு நுரையீரலில் சளி தேங்கியிருக்கிறது என்பதையும், அதை சரி செய்வதற்காகவே காய்ச்சல் ஏற்பட்டுள்ளது என்பதை நாம் அறியலாம். அதே போல வயிற்றுப் பகுதியில் காய்ச்சல் துவங்குமானால் குழந்தையினுடைய வயிற்றில் அதன் முறையற்ற உணவுப்பழக்கத்தால் கழிவுகள் தேங்கியிருக்கிறது என்பதையும், அதை சீர்படுத்துவதற்காகவே காய்ச்சல் ஏற்பட்டுள்ளது என்பதையும் அறியலாம்.

நம் உடலில் எந்தப் பகுதியில் கழிவுகள் தேங்குகிறதோ அப்பகுதியில் காய்ச்சல் துவங்கி உடல் முழுவதும் பரவும். காய்ச்சல் வரும் போது முறையாக உடலுக்குத் தேவையான உதவிகளை செய்தோமானால் நம் உடலின் ஒவ்வொரு செல்லும் கழிவுகள் வெளியேற்றப்பட்டு புத்துணர்வு பெறுவதை நாம் உணர முடியும்.

இதுதான் உடலின் குணமாக்கும் இயக்கம் ஆகும். இதை நம் உடலின் எதிர்ப்பு சக்திதான் செய்கிறது. நாம் உடலின் இயக்கத்தில் குறுக்கிடாமல் இருந்தால் குணமாக்கும் இயக்கத்திற்குப் பின்னால் உடல் புதியதாக மாறுகிறது; புத்துணர்ச்சி பெறுகிறது.

உடலின் ஒட்டுமொத்த இயக்கத்தை ஒரு முறை நினைவு படுத்திக்கொள்வோம்.

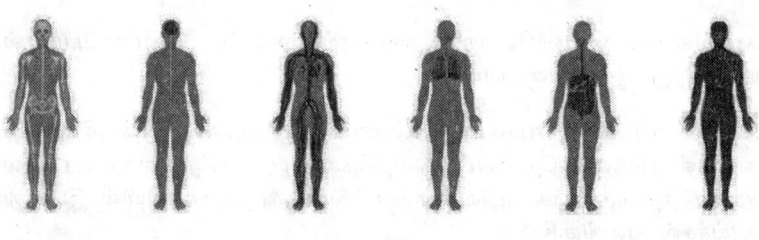

13

இதுவரை உடலைப் பற்றி நாம் அறிந்து கொண்டவற்றை ஒரு முறை நினைவுப் படுத்திக் கொள்ளலாம்.

நம் உடலின் இயல்பான இயக்கத்தை நான்காகப் பிரித்து அறிந்து வருகிறோம்.

முதல் பேரியக்கம்: உருவாக்கம்

உடல் உறுப்புகள் எவ்வாறு உருவாகின்றன என்பதையும், ஒரு செல்லில் இருந்து முழு உடலை எப்படி இந்த உடல் உருவாக்குகிறது என்பதையும் இப்பகுதியில் நாம் அறிந்துள்ளோம். அப்படி உடல் தன்னைத் தானே உருவாக்கிக் கொள்வதற்காக நாம் எதையும் செய்ய வேண்டியதில்லை. உடல் உறுப்புகளை உருவாக்கிக் கொள்கிற போதும், அதற்குத் தேவையான சத்துக்களை உருவாக்கிக் கொள்கிற போதும் நாம் அந்த இயக்கத்தில் குறுக்கிடாமல் இருந்தால் போதுமானது. உடல் தன்னுடைய தேவைகளை தானே உருவாக்கிக் கொள்கிறது.

இரண்டாம் பேரியக்கம்: கழிவுகளை நீக்குதல்

உடலில் ஏற்படும் ஒவ்வொரு தொந்தரவும் நோய்களல்ல. உடலின் உள்ளுறுப்புகளில் தேங்கியிருக்கும் கழிவுகளை வெளியேற்ற உடல் எடுத்துக் கொள்ளும் முயற்சிகள்தான் தொந்தரவுகளாக வெளிப்படுகின்றன. உடலுக்கு வெளியிலிருந்து உடலுக்குள் செல்ல முயலும் கழிவுகளைத் தடுப்பதும், உடலின் உள்ளே உருவாகும் கழிவுகளை அடையாளம் கண்டு அவற்றை வெளியேற்றுவதும் கழிவுகளை நீக்குதல் ஆகும். ஒரு செல்லில் இருந்து எவ்வாறு கழிவுகள் நீக்கப்படுகிறது என்பதையும், புறச் சூழலில் இருந்து செல்லிற்குள் புக முயலும் அந்நியப் பொருட்களை செல் எவ்வாறு எதிர்த்துப் போரிடுகிறது என்பதையும் விரிவாகப் பார்த்து வந்திருக்கிறோம்.

இப்படி கழிவுகள் உருவாகக் காரணம் என்னென்ன என்பதையும், நம்முடைய அன்றாட பழக்க வழக்கங்களில் உள்ள இயற்கை விதி மீறல்கள்தான் எல்லாவகையான கழிவு தேக்கத்திற்கும் காரணமாக இருக்கிறது என்பதையும் ஆராய்ந்தோம். இப்படி சாதாரணமாக நம் உடலில் தேங்கும் கழிவுகளை உடலே வெளியேற்ற முயல்கிறது. வெளியேற்றத்தின் போது ஏற்படும் தொந்தரவுகளை நோய்களாகப் புரிந்து கொண்டு பயந்து போகிறோம். உடலின் கழிவு வெளியேற்றத்தை இரசாயன மருந்துகள் கொண்டு தற்காலிகமாக நிறுத்தி விடுகிறோம். இவ்வாறு தற்காலிகமாக கழிவு வெளியேற்றத்தை நிறுத்தி விடுவதால் தொந்தரவுகளாக நாம் கருதும் அறிகுறிகள் தற்காலிகமாக மறைகின்றன. நாம் நோயிலிருந்து விடுபட்டதாக எண்ணி மகிழ்ச்சியடைகிறோம்.

உடலில் தொந்தரவுகள் ஏற்படுவதற்கு அடிப்படைக் காரணமாக அமைந்தது கழிவுத் தேக்கம். அக்கழிவுகளை உடலிலிருந்து முழுமையாக வெளியேற்றாத வரை நோயிலிருந்து விடுபட்டதாக கருத முடியாது. அதே போல இப்படி கழிவுகள் உடலில் உருவாவதற்கு அடிப்படைக் காரணாக அமைவது நம்முடைய பழக்க வழக்கங்கள். உணவு முறை. இவற்றை சரி செய்யாமல் நோய்களில் இருந்து விடுபட முடியாது. பழக்கவழக்கங்களைச் சீர் செய்து கழிவுகள் தேங்காமல் வைத்துக் கொள்வதும், அப்படியே கழிவுகள் தேங்கி விட்டாலும் அவற்றை உடல் வெளியேற்றும் போது அனுமதிப்பதும் தான் ஆரோக்கியம் பெறுவதில் முக்கியமானவை.

நம்முடைய பழக்கவழக்கங்களால் தேங்கும் கழிவுகளை வெளியேற அனுமதித்தால் உடலின் இயக்கம் சுலபமானதாக மாறும். ஆனால் நாம்தான் அதை மேலும் மேலும் சிக்கலாக்குகிறோம். தீவிர நோய்கள் என்று அழைக்கப்படும் சிறிய சிறிய தொந்தரவுகள்தான் உடலின் கழிவு வெளியேற்ற நிகழ்வுகள் ஆகும். இவற்றை அனுமதிக்காமல் கழிவுகளை அடக்குகிற போது நீண்ட கால நோய்களை நமக்கு நாமே ஏற்படுத்திக் கொள்கிறோம்.

மூன்றாம் பேரியக்கம்: குணமாக்கும் இயக்கம்

உருவாக்கம், கழிவு நீக்கம் என்ற இயக்கங்களைத் தொடர்ந்து குணமாக்கும் இயக்கத்தைப் பார்த்தோம். உடலில் ஏற்படும் ஒவ்வொரு மாறுதலையும், சீர்குலைவையும் சரி செய்வதுதான் குணமாக்கும் இயக்கம். இதை டார்வின் வார்த்தையில் சொல்வதானால் தகவமைப்பு என்று சொல்லலாம். உடல்

தன்னைத் தகவமைத்துக் கொள்வதை குணமாக்கும் இயக்கம் என்று அழைக்கிறோம்.

இயற்கையும், அதன் தீர்வுகளும் மிக எளிமையானவை. ஒவ்வொன்றையும் சிக்கலானதாக, கடினமானதாக மாற்றிக் கொள்வது நம்முடைய குறுக்கீடுகளால்தான். உடலின் அடிப்படை இயக்கங்களான உருவாக்கம், கழிவு நீக்கம், குணமாக்கல் போன்றவைகள் நிகழும் போது நாம் தலையிட வேண்டியதில்லை. உருவாக்கும் இயக்கத்தில் நாம் உதவி செய்தால் இயற்கையில் முழுமையாக உருவாக வேண்டிய பொருள் அரைகுறையாக மாறிப்போகிறது. கழிவு வெளியேற்றத்தில் நாம் உதவி செய்வதாக எண்ணிக் கொண்டு குறுக்கிடும் போது கழிவுகள் உடலிலேயே தேங்கி விடுகின்றன. குணமாக்கலில் நாம் குறுக்கிடும் போது எதிர்ப்பு சக்தியின் இயக்கம் குறைந்து போய், சமநிலை அடைய வேண்டிய உடல் அப்படியே நின்று விடுகிறது.

ஆக, உடலின் உருவாக்கத்தில் நாம் தலையிட முடியாது. கழிவு வெளியேற்றத்தில் நாம் தலையிட முடியாது. குணமாக்கலிலும் நாம் தலையிட முடியாது.

உதாரணமாக, நாம் தினசரி சிறுநீர், மலம் கழிக்கும் போது முதலில் எது வெளியேறுகிறது? சாதாரண நிலையில் சிறுநீர் வெளியேறுகிறது. அதன் பின்தான் மலம் வெளியேறுகிறது. அதே போல, இரண்டு, மூன்று நாட்கள் மலம் கழிக்காமல் இருக்கும் போது, மலச்சிக்கல் ஏற்படும் போது முதலில் மலம் வெளியேற முயற்சிக்கிறது. அதன் பின்தான் சிறுநீர் வெளியேறும். உடலில் இருந்து முதலில் வெளியேற வேண்டிய கழிவை யார் முடிவு செய்வது? சாதாரண நிலையில் முதலில் சிறுநீர் வெளியேற வேண்டும் என்பதையும், மலச்சிக்கல் ஏற்பட்டு தீர்கிற போது முதலில் மலம் வெளியேற வேண்டும் என்பதையும் நாமா முடிவு செய்தோம்? கழிவுகளின் தன்மை அடிப்படையில் எந்தக் கழிவு உடனே வெளியேற வேண்டும் என்பதையும், எந்தக் கழிவு பின்னால் வெளியேற வேண்டும் என்பதையும் உடல்தான் முடிவு செய்கிறது. இதில் நாம் குறுக்கிட முடியுமா?

இது போலத்தான் உடலின் அடிப்படை இயக்கங்களில் நாம் தலையிட முடியாது. அப்படியானால் நாம் என்ன தான் செய்ய வேண்டும்? தொந்தரவுகள் ஏற்படும் போது நாம் எப்படி நடந்து

கொள்ள வேண்டும்? தொந்தரவுகள் ஏற்படாமல் இருக்க எப்படி நடந்து கொள்ள வேண்டும்?

நான்காவது இயக்கம்: அறிவிப்புகள்

இதுவரை நாம் தலையிடக்கூடாத உடலின் இயல்பான இயக்கங்களைப் பற்றிப் பார்த்தோம். இனி நாம் அவசியம் தலையிட வேண்டிய, நாம் செய்தே ஆக வேண்டிய கடமைகள் பற்றிப் பார்க்கலாம். இதைத்தான் நான்காவது இயக்கமான அறிவிப்புகள் என்று அழைக்கிறோம்.

உடல் நம்மிடம் அறிவிக்கிறது. அதை நாம் பின்பற்றினால் போதும்.

அப்படி உடல் என்ன தான் அறிவிக்கிறது? அதை நாம் எப்படிப் பின்பற்ற வேண்டும் என்பதை தொடர்ந்து பார்க்கலாம்.

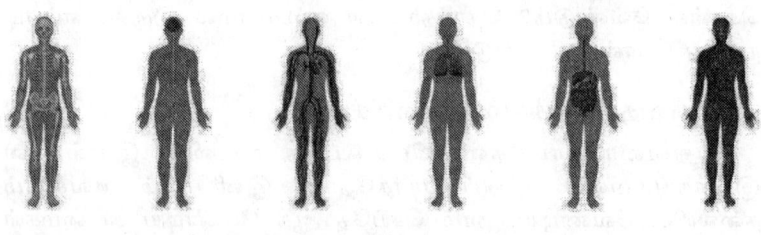

14

நம்முடைய உடலின் எல்லா விதமான பணிகளிலும் நாம் உதவி செய்துவிட முடியாது. உடல் கேட்கும்போது மட்டும்தான் நம்மால் துணை நிற்க முடியும் என்று புரிந்து கொண்டுள்ளோம்.

அப்படி உடல் என்னதான் கேட்கிறது?

நாம் எல்லோரும் காலம் காலமாக அறிந்ததுதான். நம்முடைய அடிப்படை பழக்கங்களைத்தான் உடல் அறிவிப்புகள் வாயிலாகக் கேட்கிறது. உடல் தன் தேவைகளை நமக்கு அறிவிக்கிறபோது, நாம் அளித்தால் போதும்.

உடலின் அடிப்படைத் தேவைகளை இரண்டாகப் பிரிக்கலாம்.

1. பசி
2. தூக்கம்

மேற்கண்ட அடிப்படைத் தேவைகளை நாம் முறையோடு நிறைவேற்றினால் போதும். இவற்றை முறையாக நிறைவேற்றுவது எவ்வாறு என்பதைப் பார்க்கலாம்.

பசி என்ற விஷயத்தை எடுத்துக் கொண்டால் அதில் நான்கு கேள்விகள் நம்முன் நிற்கின்றன.

எப்போது சாப்பிட வேண்டும்?

எதைச் சாப்பிட வேண்டும்?

எவ்வளவு சாப்பிட வேண்டும்?

எப்படிச் சாப்பிட வேண்டும்?

இக்கேள்விகளுக்கான விடைகள் அனைத்துமே நமக்கு ஏற்கனவே தெரியும். ஆனாலும் நாம் பின்பற்றுவதில்லை. ஒவ்வொரு கேள்விக்கான பதிலையும் ஆராய்வோம்.

நாம் ஏன் சாப்பிட வேண்டும்?

இந்த கேள்வியை முதலில் நம்மை நாமே கேட்டுக் கொள்வோம். இந்த உடல் சக்தியோடு, ஆரோக்கியமாக இருப்பதற்காகத் தான் நாம் சாப்பிடுகிறோம். ஆக, உடலிற்காகத்தான் சாப்பிடுகிறோம். அப்படியானால் உடல் கேட்கிற போது கொடுக்க வேண்டுமா? அல்லது நாம் நினைக்கும் போதெல்லாம் கொடுக்கலாமா? உடலுக்காக நாம் சாப்பிடுவது உண்மையானால் உடல் கேட்கிறபோது கொடுப்பதுதானே நியாயம்? நம்முடைய உடல் உணவைக் கேட்கிறதா இல்லையா? என்பதையும், உடல் வேறு வேலையில் ஈடுபட்டிருக்கிறதா? என்பதையும் அறியாமல் நாம் உடலுக்குக் கொடுக்கும் உணவுகள் நிச்சயமாக சக்தியைத் தராது. மாறாக, உடலின் உள்ளுறுப்புக்களில் கழிவுகள் பெருக வழி செய்யும்.

நாம் அணிந்திருக்கிற கைக்கடிகாரம் தனக்கான சக்தியை பேட்டரியில் (செல்லில்) இருந்து பெற்றுக் கொள்கிறது. ஒருநாள் கைக்கடிகாரம் நிற்கிற போதுதான் நாம் காலியான பேட்டரியை அகற்றி விட்டு புதிய சக்தியுள்ள பேட்டரியைப் பொருத்துகிறோம். நல்ல நிலையில் கடிகாரம் ஓடிக் கொண்டிருக்கும் போதே நமக்கு நேரம் இருக்கிறது என்பதற்காக, கூடுதலாக ஒரு பேட்டரியை கடிகாரத்தில் பொருத்த முயன்றால் கடிகாரம் என்ன ஆகும்? இன்னும் கூடுதலான சக்தி சேமிப்பில் இருக்கட்டும் என்று நினைத்து நான்கு, ஐந்து பேட்டரிகளை கடிகாரத்திற்குள் பொருத்த முடியுமா? முடியாது என்பதை நாம் அறிவோம். எனவே இப்படி பொருத்த முயல்வதில்லை.

ஒரு சாதாரணக் கருவியான கைக்கடிகாரத்திற்குக் கூட அது கேட்கும் போதுதான் சக்தியைத்தர முடிகிறது. கூடுதலாகக் கொடுக்க முடிவதில்லை. ஆனால், நம் உடலின் ஒவ்வொரு உயிரணுவும் தன்னிகரில்லாத அற்புதம். அதை உலகின் எந்தக் கருவியோடும் ஒப்பிட முடியாது. அப்படிப்பட்ட உயிரணுக்கள் கோடிக்கணக்கில் இணைந்து உருவான நம் உடலை நாம் எப்படி அணுகுகிறோம்? நமக்கு நேரம் கிடைக்கிற போது சாப்பிடுவதும் உடல் கேட்கும் போது சாப்பிடாமலும் இருக்கிறோம். உடலின் அனைத்து விதமான இயக்கங்களின் அடிப்படை ஆதாரமே பசி தான். பசித்து நாம் உண்ணும் உணவைச் செரித்துத் தான் முழு உடலின் ஆரோக்கியமும் நிலைப்படுத்தப் படுகின்றது.

சாப்பிடுவது என்பதை ஒரு கட்டாயக் கடமையாகச் செய்யக்கூடாது என்பதற்காகத்தான் நம் உடல் சுவையுணர்வை

அளித்திருக்கிறது. சுவைக்காகவாவது நாம் சாப்பிடுவோமல்லவா? பசி என்பது உடலின் சக்தித் தேவையை அறிவிக்கிறது. உணவைச் செரித்து உடலுக்குச் சக்தியளிக்க உள்ளுறுப்புக்கள் தயார் என்பதை பசி நமக்கு அறிவிக்கிறது. ஆனால் நாம் என்ன செய்கிறோம்? பசிக்கிற போது சாப்பிடுவதில்லை. குறிப்பிட்ட நேரத்தில் உணவு கிடைக்காத போது உடல் உள்ளுறுப்புக்களைப் பராமரிக்கிற வேலைகளைச் செய்வதற்காக போய்விடுகிறது. நமக்கு நேரம் கிடைக்கிறது என்பதற்காக பசி இல்லாத போது நாம் சாப்பிடுகிறோம். பசியிருக்கும் போது சாப்பிடாவிட்டாலும் பரவாயில்லை. ஆனால், பசியில்லாத போது சாப்பிடுவது உடலில் கழிவுகள் தேங்க வழிவகுக்கும். சரி... பசி போய்விட்டது. இனி எப்போது சாப்பிடலாம்? அடுத்த முறை பசி வரும் போதுதான் நாம் சாப்பிட வேண்டும்.

வயிறு காலியாக இருந்தால், நேரத்திற்குச் சாப்பிடாவிட்டால் "அல்சர்" வரும் என்று கூறுகிறார்களே? என்று நமக்கு கேள்வி உருவாகும். பசித்துச் சாப்பிடாததால் ஏற்படுவதல்ல இரைப்பையில் புண். மாறாக, உடல் கேட்காத போது தேவைக்கு அதிகமாக சாப்பிடுவதால் ஏற்படுவது. பசிக்கும் போது இரைப்பையில் அமிலங்கள் தயாராக இருக்கும். அப்போது நாம் சாப்பிடாவிட்டால் அந்த அமிலங்கள் அங்கேயே இருக்கும். அவை இரைப்பையை ஓட்டை போட்டு விடாது. ஏனென்றால் அந்த அமிலங்களைத் தயாரிப்பதே இரைப்பைதானே? இரைப்பையின் சுவர்களை ஓட்டை போடும் அளவிற்கு நம் செரிமான மண்டலத்தில் எந்த ஒரு அமிலமுமே இயற்கையில் இல்லை. நம் உடலில் (புறக்) கழிவுகள் தேங்கும் போது அதிலிருந்து சுரக்கும் அமிலங்கள்தான் இரைப்பைச் சுவர்களை அரிக்கும் தன்மையுடையவை.

நாம் சாப்பிடுவதற்காக தட்டு நிறைய சாப்பாட்டை வைத்திருக்கிறோம். சாப்பிட்டுக் கொண்டிருக்கும் போது பசி தீர்ந்து, வயிறு நிறைந்த உணர்வு ஏற்படுகிறது. இப்போது சாப்பிடுவதை நிறுத்திக் கொள்ள வேண்டிய நேரமாகும். தட்டில் நிறைய சோறு மிச்சமிருந்தாலும், உடல் போதும் என்று சொல்கிற போது நிறுத்திக் கொள்ளத்தானே வேண்டும்? ஏனென்றால் உடலிற்காகத்தானே சாப்பிடுகிறோம். அப்படி நிறுத்திக் கொண்டால் மிஞ்சிய சோற்றை குப்பைத் தொட்டியில் போடுகிறோம். அவ்வாறு நிறுத்திக் கொள்ளாவிட்டால் குப்பைத் தொட்டியில் போட வேண்டிய சோற்றை இரைப்பையில் போடுகிறோம். இப்போது இரைப்பை குப்பைத் தொட்டியாக மாறுகிறது. சாதாரணச் சோறுதானே...

கொஞ்சம் கூடுதலாக உள்ளே போய்விட்டால் என்ன? இப்படி பயமுறுத்துகிறீர்களே? என்று தோன்றுகிறதா? நாம் ஒரு நாள், இரண்டு நாள் இப்படிச் செய்யவில்லை. எப்போதுமே பசியை விட அதிகமாகவோ, பசியற்ற நிலையிலோ சாப்பிடுகிறோம்.

ஒரு தட்டில் நீங்கள் வழக்கமாகச் சாப்பிடும் சாதாரண சோற்றை பிசைந்து வைத்துவிடுங்கள். மூன்று, நான்கு நாட்களில் அது என்னாகும்? முதலில் பிசு பிசுப்பாக மாறி, குழைந்து போகும். அப்புறம் நாற்றமெடுக்கத் துவங்கும். இதே நிலையில் நீண்ட நாட்களுக்கு விட்டுவிட்டால் என்ன ஆகும்? கழிவாக மாறிய உணவிலிருந்து உருவாகும் அரிக்கும் தன்மை கொண்ட அமிலம் சாப்பாடு வைத்திருந்த உலோகத் தட்டையே ஓட்டையாக்கி விடும். நம்முடைய குடலும், இரைப்பையும் இரும்பினால் ஆகியிருந்தால் கூட நாம் உள்ளே அனுப்பும் கழிவுகளால் ஓட்டை விழுந்திருக்கும். ஆனால் நம்முடைய உள்ளுறுப்புகள் மிகவும் மென்மையான திசுக்களால் ஆனவை. அளவுக்கு மீறி நாம் உடலுக்குள் தள்ளும் கழிவுகளைத் தாங்குமா? சாதாரணச் சோறுதான். அது உள்ளே போய் என்னவாக மாறுகிறது என்பது நாம் எப்போது சாப்பிடுகிறோம், எவ்வளவு சாப்பிடுகிறோம் என்பதைப் பொறுத்தது.

எப்போது சாப்பிட வேண்டும் என்ற கேள்விக்கு நம் முன்னோர்கள் பதில் தருகிறார்கள் “பசித்துப் புசி” என்று. பசியை உணர்ந்து, உடல் கேட்கிற போது உணவு கொடுப்பதுதான் நம் உள்ளே இருக்கும் எதிர்ப்பு சக்தியை முழு பலத்தோடு வைத்துக் கொள்வதற்கான முதல் படி.

பசியை முழுமையாக உணர டீ, காபி, பால் போன்றவற்றைத் தவிர்த்து விடுவது நல்லது. சுறு சுறுப்பிற்காக டீ அல்லது காபி தேவைப்படுகிறது என்று நீங்கள் கருதினால் பால் சேர்க்காத டீ, காபியை பயன்படுத்தலாம். பால் - மந்தம் தருகிற, செரிக்க முடியாத உணவாக இருக்கிறது. பாலைத் தவிர்ப்பது பசியை உணர உதவும்.

இன்னும் பசியை ஆராய்வோம்.

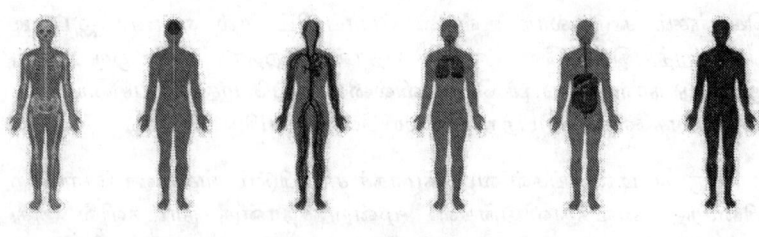

15

உடலின் அறிவிப்புகளில் முதல் பகுதியான பசியை உணர்ந்து வருகிறோம். எப்போது சாப்பிட வேண்டும் என்ற கேள்விக்கு இப்போது நமக்கு விடை தெரியும்.

அடுத்த கேள்வி. எதைச் சாப்பிட வேண்டும்? என்பது. இது சைவமா? அசைவமா? என்ற உணவின் பயன்பாட்டுப் பிரிவுகள் குறித்த கேள்வியில்லை. சைவமும், அசைவமும் தேவையான அளவிற்கு எடுத்துக் கொண்டால் உடல் நலனைத் தரும். இரண்டுமே நல்ல உணவுகள் தான்.

நாம் எந்த விதமான உணவுப்பொருளைச் சாப்பிட வேண்டும் என்று முடிவு செய்வது என்பது இந்த உணவை நாம் எதற்காகச் சாப்பிடுகிறோம் என்பதில் இருந்து வருகிறது. நாம் உணவுகளை அதிலுள்ள சத்துப் பொருட்களுக்காகச் சாப்பிடுகிறோமா? அரிசியில் கார்போ ஹைட்ரேட்டும், பருப்பில் புரதமும், பாலில் கால்சியமும், பேரீச்சையில் இரும்புச் சத்தும் இருக்கிறது என்பதற்காக நாம் உணவுகளைச் சாப்பிடுகிறோமா? அப்படித்தான் நம்மில் பெரும்பாலோர் நம்பிக் கொண்டிருக்கிறோம். மேலே நாம் குறிப்பிட்ட சத்துக்கள் உணவில் உள்ளன. ஆனால் அவை மட்டுமே இல்லை. இன்றைய கருவிகளால் பிரித்துக் காண முடியாத ஏராளமான நுட்பமான கூறுகள் நம் உணவில் உள்ளன. அவற்றுக்காகத்தான் நாம் சாப்பிடுகிறோம்.

நாம் இரசாயனச் சத்துக்களுக்காக உணவுகளைச் சாப்பிடுவதில்லை என்பதை நிரூபிக்க முடியுமா? நிச்சயமாக. நாம் தினசரி சாப்பிடும் உணவில் இருந்து நம் உடல் எடுத்துக் கொள்ளும் இரசாயனச் சத்துக்களின் பட்டியல் நம்மிடம் இருக்கிறது. அதாவது, ஒரு சராசரி மனிதனின் உடலுக்குத் தேவையான அவசியமான இரசாயனச் சத்துக்களின் பட்டியல் நமக்குத் தெரியும். அந்தப் பட்டியல் என்ன கூறுகிறது?

விட்டமின்களில் 2 மி.கி. முதல் தனித்தனியான அளவுகளில்... இன்னும் பல சத்துக்கள் நம் உணவில் தினசரி இருந்தே ஆக வேண்டும் என்று மருத்துவர்கள் கூறுகிறார்கள். நாம் இதுமாதிரியான இரசாயனச் சத்துக்களாகத் தான் உணவுகளைச் சாப்பிடுகிறோம் என்கிறார்கள்.

இப்போது மேற்கண்ட இரசாயனங்களின் பட்டியலைக் கொண்டு ஒவ்வொரு சத்தையும் தனித்தனியாக செயற்கை இரசாயனமாக மருந்துக் கடைகளில் இருந்து பெற்றுக் கொள்கிறோம். எல்லா சத்துக்களும்தான் இப்போது பாக்கெட்டுகளிலும், மாத்திரைகளிலும் கிடைக்கிறதே? அப்படி வாங்கி தினமும் காலையில் ஒரே முறையில் சாப்பிடுவதாக வைத்துக் கொள்ளலாம். அப்படி சாப்பிட்டு விட்டால் அன்று முழுவதும் உடலுக்குத் தேவையான சத்துக்கள் அளிக்கப்பட்டு விடும். இப்படி தினமும் சத்துக்களை மட்டுமே உண்டு வந்தால் ஆரோக்கியத்தோடு இருக்க முடியுமா? இப்படி உணவு எதுவும் உண்ணாமல் சத்துக்களை மட்டும் சாப்பிடுபவர்களை எங்காவது நீங்கள் கேள்விப் பட்டிருக்கிறீர்களா? நாம் உணவுகளை உண்ணுவது இந்தச் சத்துக்களுக்காகத்தான் என்றால், தனியாக சத்துக்கள் கிடைக்கும் போது உணவுகள் எதற்கு தேவைப்படுகின்றன? எல்லா விளைநிலங்களையும் பிளாட்டுகளாக மாற்றி விட்டு, உணவிற்குப் பதிலாக இரசாயனங்களைத் தின்று வாழ்ந்து விடலாம் அல்லவா? நம் அனைவருக்கும் தெரியும், இது சாத்தியமில்லை என்று. அப்படியானால் நம் உணவுகளை உண்பது வெறும் இரசாயனச் சத்துக்களுக்காக மட்டுமில்லை. அதையும் தாண்டிய கண்ணுக்குப் புலப்படாத ஆற்றல் அவ்வுணவுகளில் இருக்கிறது.

இப்போது சொல்லுங்கள். இந்த இரசாயனச் சத்துக்கள் இருக்கும் உணவுகளைத் தேடித் தேடி நாம் சாப்பிட வேண்டிய அவசியம் இருக்கிறதா? அல்லது உணவுகளில் இருக்கும் உயிர்ச் சத்து உடலுக்குத் தேவையான சக்தியை வழங்குமா? இரண்டில் எது சரியானது?

இன்னொரு உதாரணம். நாம் தாகத்திற்குப் பயன்படுத்தும் தண்ணீரில் என்ன சத்து இருக்கிறது? அதில் இரசாயனச் சத்துக்களும் இல்லை. உடலுக்குப் பலம் தரும் சக்தியும் இல்லை. என்று கூறுகிறார்கள் மருத்துவர்கள். ஜீரோ கலோரி உணவு என்றுதான் தண்ணீர் அழைக்கப்படுகிறது. தண்ணீரில் சக்தி இருக்கிறதா? இல்லையா? என்பதை சிறு பரிசோதனை மூலம் நம்மால் அறிந்துவிட முடியும். இரண்டு நாட்களுக்கு முழு பட்டினி (விரதம்)

இருங்கள். உணவும், தண்ணீரும் அருந்தாமல் இருக்கும் முழு விரதம் முடிவுறும் நிலையில் நம் கண்கள் பஞ்சடைப்பதை உணரமுடியும். காதுகள் சப்தத்தை உணர முடியாமல் திணறுவதையும் நம்மால் அறிய முடியும். இப்போது மண்பானைத் தண்ணீரில் ஒரு டம்ளரை மிடக்கு, மிடக்காகக் குடியுங்கள். உடலில் என்ன நிகழ்கிறது? பஞ்சடைத்த கண்களும், சப்தத்தைக் கேட்க முடியாமல் திணறிய காதுகளும், சோர்வடைந்திருந்த உடலும் புத்துணர்ச்சி அடைவதை உணர முடியும். சில துளித் தண்ணீரில் இருக்கும் இந்த சக்தியை நம்மால் பரிசோதித்து அறிய முடியும். ஆனால், கருவிகளின் குருட்டுக் கண்களுக்கு தண்ணீரின் சக்தியை அறிய முடியாது.

நாம் சாப்பிடுவது என்பது உணவில் இருக்கும் இரசாயனச் சத்துக்களுக்காக அல்ல. அதிலிருக்கும் உயிர்ச் சக்திக்காக. எனவே, இந்த இந்த உணவுகளில் இன்னென்ன சத்துக்கள் இருக்கின்றன என்று வகை பிரித்துச் சாப்பிட வேண்டிய அவசியமில்லை. 1940களில் பிரெஞ்சு ஆய்வாளர் டாக்டர். லூயி கேர்வரான் சத்துக்கள் பற்றிய ஆய்வுகளை மேற்கொண்டதையும் கால்சியம் பற்றிய முடிவுகளையும் நாம் ஏற்கனவே உருவாக்கப் பகுதியில் பார்த்திருக்கிறோம்.

மாடும், கோழியும் தங்கள் உணவான மெக்னீசியத்தில் இருந்தும், மைக்காவில் இருந்தும் தங்களுக்குத் தேவையான கால்சியத்தை உருவாக்கிக் கொள்கின்றன. சாதாரண ஐந்தறிவு விலங்குகளுக்கும், பறவைகளுக்கும் இருக்கும் உடலமைப்பு பரிணாம வளர்ச்சியில் உச்சகட்ட படைப்பான மனிதனுக்கு இல்லையா? இருக்கிறது என்பது தான் அறிவியல். எந்த உணவு சாப்பிட்டாலும் அதிலிருந்து கிடைக்கும் சத்துக்களில் இருந்து உடலானது தனக்குத் தேவையான சத்துக்களாக மாற்றிக் கொள்கிறது. எனவே நாம் சாப்பிடும் உணவு நமக்குப் பிடித்ததாக இருக்க வேண்டுமே தவிர, அதில் என்ன விதமான சத்துக்கள் இருக்கின்றன என்பதை நாம் அறிய வேண்டிய அவசியமில்லை. நமக்குப் பிடித்த உணவை, பசிக்கும் போது சாப்பிட்டால் உடலின் தேவைகளை உடலே உருவாக்கிக் கொள்ளும்.

அப்படியானால் எப்படியான உணவுகளை நம் தினசரி வழக்கத்தில் வைத்துக் கொள்ளலாம்? முதலில் காலை உணவைப் பார்க்கலாம். காலை உணவை ஆங்கிலத்தில் "ப்ரேக் ஃபாஸ்ட்" என்று அழைப்பார்கள். அப்படியென்றால் விரதத்தை முடித்துக் கொள்வது என்று அர்த்தம். (Break The Fasting). வெறும் வயிற்றோடு,

ஏறக்குறைய முழு விரதம் போல நாம் இரவுகளைக் கழிக்கிறோம். ஒரு முழு விரதம் இருந்து விட்டு அதை எப்படி பூர்த்தி செய்வோம்? காலையில் இருந்து வெறும் வயிற்றோடு இருந்துவிட்டு, திட உணவுகளைச் சாப்பிட்டு விரதத்தை முடிப்போமா? இல்லை. முதலில் திரவ உணவுகளையே உண்ணுவோம். அப்படித்தான் நம் காலை உணவுகள் எளிமையான திரவ உணவுகளாக இருப்பது நல்லது. முழு இரவின் விரதத்தை முடித்துக் கொள்ள திரவ உணவுகள் அருமையானவை. கிராமங்களில் காலை உணவாக "நீர் ஆகாரம்" என்று அழைக்கப்படும் திரவ உணவை அருந்துவதை நீங்கள் பார்த்ததில்லையா? முதல் நாள் எஞ்சிய சோற்றில் தண்ணீர் ஊற்றி, அந்த தண்ணீரை மட்டும் மறுநாள் காலையில் குடிப்பார்கள். இது தான் நீராகாரம். ஆக, காலை உணவை திரவ உணவாக உண்ணும் பழக்கம் உலகம் முழுவதும் இருந்து வந்திருக்கிறது. நாகரிக வளர்ச்சியில் நாம் உணவு வகைகளைப் போலவே, உணவு முறைகளையும் இழந்தோம்.

காலை உணவாக திரவ உணவு. மதிய வேளையில் திட உணவு. இரவுகளில் எளிய உணவு. இப்படி நம்முடைய உணவு முறைகளை வைத்துக் கொண்டால் உடல்நலம் சீராக இருக்கும். நாம் உண்ணும் எல்லா உணவுகளுமே நமக்குப் பிடித்த உணவுகளாக இருக்க வேண்டும் என்பது முக்கியம்.

பசியை மேலும் பிரித்தறிவோம்.

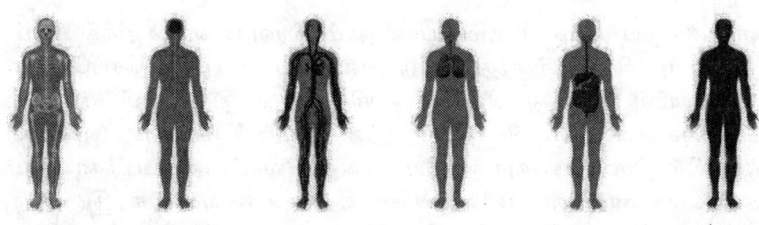

16

உடலின் அறிவிப்புகளில் முதல் பகுதியான பசியை அறிந்து வருகிறோம். எப்போது சாப்பிடுவது மற்றும் என்ன சாப்பிடுவது என்ற கேள்விகளைக் கடந்திருக்கிறோம். இப்போது மூன்றாம் கேள்விக்கு வருவோம்.

எவ்வளவு சாப்பிட வேண்டும்?

நாம் இவ்விஷயத்தை முதல் கேள்வியிலேயே பார்த்தோம். அளவுக்கு அதிகமாக நாம் சாப்பிடும் உணவு, கழிவாக மாறுகிறது. எனவே அளவோடு சாப்பிட வேண்டும். "அளவுக்கு மிஞ்சினால் அமிர்தமும் நஞ்சு".

அளவு மீறாமல் எப்படிச் சாப்பிடுவது? நமக்குப் பசிக்கிறது. இப்போது உணவருந்துகிறோம். சாப்பிட்டுக் கொண்டிருக்கும் போதே போதும் என்ற உணர்வு தோன்றும். இது முதல் அறிவிப்பு. அடுத்த நிலையில் நாக்கின் சுவையுணர்வு குறையத் துவங்கும். நாம் சாப்பிடத் துவங்கியபோது முதன் முதலில் உணவில் இருந்த சுவை இப்போது குறைந்து, காணாமல் போகும். இந்த நிலையில் நாம் சாப்பிடுவதை நிறுத்திக் கொள்ள வேண்டும். மூன்றாம் நிலையில் போதுமான உணவு இரைப்பைக்குள் சென்றவுடன் ஏப்பம் வெளியாகும். மேற்கண்ட அறிவிப்புகள் எல்லாம் நம் உடலால் கொடுக்கப்படுபவை. "போதும் நிறுத்து" என்று அறிவிப்பவை. இப்படி அளவோடு நிறுத்திக் கொள்வது, பசித்துச் சாப்பிடும் அளவிற்கு முக்கியமானது.

பசிக்கும் போது, நமக்குப் பிடித்த உணவுகளை அளவோடு சாப்பிட வேண்டும். இனி, எப்படிச் சாப்பிடுவது? என்பதைப் பார்க்கலாம்.

உணவை நன்றாக அரைத்து, கூழாக்கி விழுங்க வேண்டும் என்றும், நாமாக முயன்று பற்களைக் கொண்டு வாய் வலிக்கும்

வரை மெல்ல வேண்டும் என்றும் கற்றுத் தரப்படுகிறது. இது சரியான முறையா? "நொறுங்கத் தின்றால் நூறு வயது" என்ற முதுமொழிக்கு மேற்கண்டவாறு அர்த்தம் தரப்படுகிறது.

தமிழில் "நொறுங்குதல்" என்பதற்கும், "நொறுக்குதல்" என்பதற்கும் வேறுபாடு உள்ளது. நொறுங்குதல் என்பது தன்னியல்பில் நடப்பதைக் குறிக்கும். நொறுக்குதல் என்பது நம் முயற்சியால் செயற்கையாக நொறுக்கப்படுவதைக் குறிக்கும். முதல் சொல் தானாக நடப்பதையும், இரண்டாம் சொல் நம்மால் நடத்தப்படுவதையும் குறிக்கிறது.

நம் உடலில் நொறுங்கத் தின்பது என்பது யாருடைய வேலை? நம் சொந்த முயற்சியில் நடக்க வேண்டிய வேலையா? அல்லது பற்களின் இயல்பான வேலையா? இந்தக் கேள்வியை அப்படியே விட்டு விட்டு இன்னொரு விஷயத்திற்கு வருவோம். மூச்சு விடுவது யாருடைய வேலை? நீங்கள் முயன்றுதான் மூச்சு விடுகிறீர்களா? அல்லது உடலே மூச்சு விட்டுக்கொள்கிறதா? உடல் தான் சுவாசிக்கிறது. உடல் செய்ய வேண்டிய வேலையான சுவாசத்திற்கு மெனக்கெடுவதென்றால் என்ன ஆகும்? கொஞ்ச நேரம் நீங்கள் சுவாசிக்க முயலுங்களேன், என்ன ஆகிறது? சுவாசம் சீரற்றுப் போகும். மூச்சு விடமுடியாத அளவிற்கு நெஞ்சு கனமாகும். ஆனால், உடலே சுவாசித்த போது எல்லாம் நன்றாக இருந்தது. இப்படி, உடலுடைய இயல்பான வேலைகளில் நாம் குறுக்கிட்டால் குளறுபடிதான் நடக்கும். அப்படி, பற்களின் இயல்பான வேலைதான் மெல்லுவது. அதை நாம் கையில் எடுக்க வேண்டிய அவசியம் இல்லை.

மெல்லுவது பற்களின் வேலை என்பதை எப்படி நம்புவது? ஒரு தேங்காய்த் துண்டை அப்படியே வாயில் போட்டு விழுங்குங்கள் பார்ப்போம். முடியாது. மெல்லுவது உங்கள் வேலைதான் என்றால் ஒரு முறை கூட மெல்லாமல் தேங்காய்த் துண்டை விழுங்கிவிட முடிய வேண்டும். ஆனால் அப்படி முடிவதில்லை. பற்கள் நம்மையும் மீறி ஓரிரு முறைகளாவது கடித்து விடுகின்றன. ஆம், மெல்லுவது என்பதும் சுவாசிப்பதைப் போல உடலின் இயக்கம்தான். கண்களில் தூசி படும் போது நம் கட்டுப்பாட்டை இழந்து இமைகள் மூடுவதைப் போல பற்கள் தங்களின் கடமையை ஆற்றுகின்றன.

அப்படியானால் என்னதான் செய்ய வேண்டும்? பற்களுடைய நொறுக்குகிற வேலையை நாம் செய்யக் கூடாது. பற்களின் வேலையை பற்கள்தான் செய்ய வேண்டும். அதை நாம் செய்ய விட வேண்டும். நீங்கள் உங்கள் நண்பருடன் பேசிக் கொண்டிருக்கும் போதே டி.வி.யும் பார்த்தால் இரண்டில் எதில் உங்கள் கவனம் இருக்கும்? இரண்டிலும் மாறி மாறி கவனம் இருக்கும். முழுமையான கவனம் இரண்டிலும் இருக்காது. சில நேரங்களில் வார்த்தைகளை மாற்றிப் பேசி விடுவோம். கவனமின்மை என்பது கவனத்தை திசை திருப்புவதால் நிகழ்கிறது. அப்படி, நாம் உண்ணும் போது உண்ணுவதை மட்டும் செய்தால் நம் கவனம் எங்கு இருக்கும்? உண்ணும் போதே வேறு பல வேலைகளையும் (டி.வி. பார்ப்பது, வாசிப்பது) நாம் செய்தால் நம் முழு கவனம் உண்ணுவதில் இருக்காது. சில நேரங்களில் என்ன சாப்பிட்டோம் என்பது கூட மறந்து விடுகிறது. நம்முடைய கவனம் உண்ணுவதில் மட்டும் இருக்கும் போது பற்கள் தங்கள் வேலையை முழுமையாகச் செய்கின்றன. நாம் பிற வேலைகளைச் சேர்த்துச் செய்யும் போது மெல்லுவது முழுமையடைவதில்லை. இதைத் தான் நம் பழமொழி கூறுகிறதே தவிர, ஓவர் டைம் போட்டு மெல்லச் சொல்லவில்லை.

நொறுங்கத் தின்றால் (பற்கள் நொறுங்கச் செய்யும் வரை அனுமதித்தால்) நூறு வயது.

எப்படிச் சாப்பிடுவது என்பதை நாம் இப்போது அறிந்திருக்கிறோம். பசிக்கிற போது, பிடித்த உணவை, அளவோடு, வேறு வேலைகள் ஏதும் செய்யாமல் சாப்பிட வேண்டும். நம்முடைய எதிர்ப்பு சக்தியை முழு பலத்தோடு வைத்துக் கொள்ளும் அடிப்படை வேலையான பசியை இவ்வாறு நாம் பயன்படுத்திக் கொள்ள வேண்டும்.

அடுத்தது தூக்கம்? தூக்கத்தில் நாம் என்னென்ன தவறுகள் செய்கிறோம்? உடல் தூக்கத்தில் இருந்து பெறுவது என்ன?

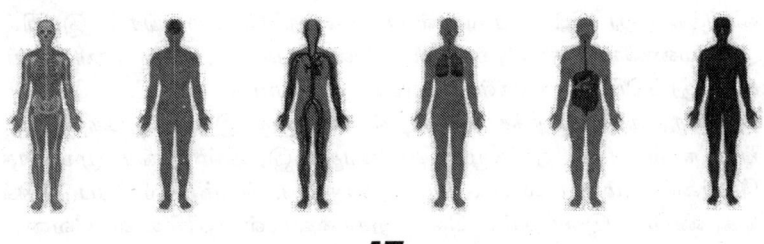

17

தூக்கம் என்பதில் ஏன் தூங்க வேண்டும்? என்பதும், எப்போது தூங்க வேண்டும்? என்பதும் அடங்கும். இரண்டுமே ஒரே விஷயத்தையே விளக்கும் என்பதால் பிரித்துப் பார்க்க வேண்டியதில்லை.

தூக்கத்தின் அவசியம் என்ன என்பதைப் புரிந்து கொள்ள இரண்டு, மூன்று நாட்கள் நாம் தூங்காமல் இருந்தால் போதும். தொடர்ந்து தூங்காமல் இருக்கும் போது உடல் மொத்தமும் சோர்வடைகிறது. யோசிக்கிற, பேசுகிற அனைத்து விஷயங்களிலும் மனம் நிலைகொள்ளாமல் தத்தளிக்கிறது. உடலை, மனத்தை புத்துணர்வளித்து புதுப்பிக்கும் வேலை தான் தூக்கத்தின் போது நடைபெறுகிறது. தூக்கம் என்பது தவிர்க்க முடியாத ஒன்று என்பதை நாம் அனைவருமே அறிவோம். ஆனால், நம்முடைய தவறுகள் அனைத்தும் பசி, தூக்கம் இந்த இரண்டு விஷயங்களில் வேரூன்றியுள்ளன.

எப்போது தூங்க வேண்டும்? என்ற கேள்வியை யாரிடம் கேட்டாலும் "இரவில்" என்றுதான் பதில் சொல்வார்கள். பகல் உழைப்பதற்கான, தேடுவதற்கான நேரமாகவும், இரவு தூங்குவதற்கான நேரமாகவும் உலகம் முழுவதும் அறியப்படுகிறது. இந்த நவீன காலத்தில் இரவு முழுக்க வேலை செய்யும் இரவு உழைப்பாளர்கள் பெருகியிருக்கிறார்கள். அமெரிக்கா போன்ற மேற்கத்திய நாடுகளின் முதலாளிகள் இரவுகளில் ஓய்வெடுப்பதற்காக, வளரும் நாடுகளில் உள்ள நடுத்தர மக்கள் தங்கள் இரவுகளை விலைபேசுகிறார்கள்.

இரவு 10 மணிக்கு படுத்து, காலை 5 மணி வரை உறங்குவதற்குப் பதிலாக, அதே ஏழு மணி நேரத்தை பகலில் தூங்கினால் என்ன ஏற்பட்டுவிடப்போகிறது? என்பது நம்மில் பெரும்பாலோரின் கேள்வியாக இருக்கிறது. அப்படி ஒரு நாள் இரவு முழுவதும்

விழித்திருந்து விட்டு, மறுநாள் பகலில் தூங்கிப் பாருங்கள். இரவில் ஆறு மணிநேரம் தூங்குவதற்குப் பதிலாக பகலில் எட்டு மணி நேரம் கூட தூங்கிப் பாருங்கள். இரவில் தூங்காமல் ஏற்பட்ட சோர்வு, பகல் தூக்கத்தால் நீக்கப்படுவதில்லை. ஒரு இரவுத் தூக்கத்திற்கு, பல நாள் பகல் தூக்கமும் ஈடாகாது. இரவில் தூங்க முடியாத சோர்வை நம் உடல் பல நாட்களுக்குப் பின்பும் வெளிப்படுத்திக் கொண்டே இருக்கும். தொழிற்சாலையில், மில்லில் வேலை செய்யும் தொழிலாளர்களுக்கு பகல் ஷிப்டிற்குக் கொடுக்கும் சம்பளத்தை விட, இரவு ஷிப்டிற்கு கொடுக்கப்படும் சம்பளம் அதிகம். ஏன் இவ்வாறு கூடுதலாகச் சம்பளம் தரப்படுகிறது? திருப்பூர், கோவை போன்ற பகுதிகளில் கம்பெனிகளில் இரவு வேலைக்குப் போகும் தொழிலாளர்களுக்கு இரவு உணவும், அவர்கள் கேட்கிறபோதெல்லாம் தேநீரும், கூடுதல் சம்பளமும் வழங்கப்படுவது வழக்கம். பகலில் வேலை செய்யும் அதே மணிக்கணக்கு தான் இரவிலும். ஆனால் எதற்காக இவ்வளவு வசதிகள் வழங்கப்படுகின்றன?

இரவின் ஒரு மணி நேரமும், பகலின் ஒரு மணி நேரமும் சமமானதல்ல என்பதை ஏதோ ஒரு வகையில் நாம் உணர்ந்திருக்கிறோம்... அப்படி என்னதான் இரவுத் தூக்கத்தில் இருக்கிறது?

இரவு 11 மணியில் இருந்து, அதிகாலை 3 மணி வரைக்கும் உடலில் கல்லீரல் தொகுப்பு சிறப்பாக வேலை செய்யும் நேரம் என்று சீன மரபு வழி மருத்துவமான அக்குபங்சர் கூறுகிறது. அப்படியானால் அது பகலில் வேலை செய்வதில்லையா? உடலின் ஒவ்வொரு உறுப்பும் எப்போதும் வேலை செய்து கொண்டுதான் இருக்கிறது. ஆனால் சில நேரங்களில் சில உறுப்புகள் சிறப்பு வேலையைச் செய்யும். நம் உடலில் கல்லீரலின் பொதுவான வேலையாக நாம் அறிவது - அது செரிமான மண்டலத்தில் முக்கியமான பங்காற்றுகிறது என்பதைத்தான். கல்லீரலில் இருந்து சுரக்கப்படும் பித்த நீர் செரிமானத்தில் முக்கியப் பங்காற்றுகிறது. எஞ்சிய குளுக்கோசை, கிளைக்கோஜனாக மாற்றி சேமிக்கிறது. இப்படி கல்லீரல் செய்யும் வேலைகள் கணக்கில் அடங்காதவை. இவ்வளவு வேலைகளையும் கல்லீரல் எப்போதும் செய்து கொண்டேதான் இருக்கிறது. இவற்றையெல்லாம் தாண்டி, கல்லீரலின் மிக முக்கியமான வேலை ஒன்று இருக்கிறது. நம் ரத்தத்திலுள்ள நச்சுக்களை அகற்றும் பணிதான் அது. ஆங்கிலத்தில் De Toxification என்று அழைப்பார்கள்.

நாம் உண்ணும் உணவுகளில், நாம் அருந்தும் தண்ணீரில், இன்னும் நாம் அன்றாடம் பயன்படுத்தும் ஏராளமான பொருட்களில் உள்ள உடலிற்கு ஒவ்வாத இரசாயனங்களை அகற்றும் மிக முக்கியமான வேலையை நம் கல்லீரல் செய்கிறது. நம்முடைய கல்லீரல் மட்டும் முழுமையாக பழுதடைந்தால் ரத்தத்திலுள்ள இரசாயன நச்சுக்கள் ஓரிரு நாட்களில் நம்மைக் கொன்றுவிடும். நம் எதிர்ப்பு சக்தியின் அடிப்படை வேலைகளைச் செய்யக்கூடிய உறுப்பாக இருப்பது கல்லீரல்தான். நச்சுக்களை அகற்றும் இந்த வேலையை, பகலின் அன்றாட வேலைகளுக்கிடையில் செய்யாமல் இரவில் செய்கிறது. இரவு 11 மணிக்குத் துவங்கி, அதிகாலை 3 மணி வரையில் நச்சுத்தன்மை அகற்றும் பணி நீடிக்கிறது. இந்த வேலையை பகலில் செய்ய முடியாது. ஏனென்றால், பகலில் நாம் உண்ணும் உணவுகளை சீரணிப்பது முதல் பலவகையான வேலைகள் இருந்து கொண்டேயிருக்கிறது. இரவின் குளிர்ச்சியும், சூழலும் கல்லீரலின் இந்த இயக்கத்திற்கு அவசியம்.

இரவின் கருமையில் என்ன சூழல் புதிதாகக் கிடைத்துவிடப் போகிறது? ஒரு சிசு தாயின் கர்ப்பப்பையில் வளர்வதற்கு இருளும், அதன் சக்தியும், சீதோஷ்ணமும் தேவைப்படுகிறது. செயற்கையாக இன்று டெஸ்ட் ட்யூப் பேபிகளை ஆய்வுக்கூடங்களில் கருக்கொள்ளச் செய்தாலும் கூட, அதை வளர்ப்பதற்காக உபகரணம் இன்னும் கண்டுபிடிக்கப்படவில்லை. கரு வளர்வதற்குரிய விசேஷ சூழல் ஒரு தாயின் கர்ப்பப்பையில்தான் நிலவுகிறது. அதற்காகத்தான் ஆய்வுக்கூடங்களில் உருவாக்கப்படும் செயற்கை கருவூட்டலுக்குக் கூட உயிருள்ள ஒரு வாடகைத் தாயின் கர்பப்பை தேவையாக இருக்கிறது. கர்ப்பப் பையில் என்ன இருள் இருக்கிறதோ, என்ன வெப்பம் இருக்கிறதோ அவைகளை செயற்கையாக நம்மால் தயாரித்து விட முடியும்தான். ஆனால், அவற்றையெல்லாம் மீறிய கண்ணுக்குப் புலனாகாத கருவிகளால் தர முடியாத ஆற்றல் அங்கு இருப்பதை எவராலும் மறுக்க முடியாது. கர்ப்பப்பை இருட்டில் என்ன விதமான சூழல் நிலவுகிறதோ, அதே மாதிரியான சிறப்புத்தன்மை வாய்ந்தது தான் இரவின் சூழலும்.

இப்படி சிறப்புத் தன்மை வாய்ந்த இரவுச் சூழலில் நம் கல்லீரல் நச்சுக்களை அகற்றி செல்களுக்கு புத்துயிர் அளிக்கிறது. இதுதவிர, மரங்கள், செடிகள் வளர்வதையும், நம் குழந்தைகள் வளர்வதையும் நீங்கள் கவனித்திருக்கிறீர்களா? உயிருள்ள ஒவ்வொரு அணுவும் பகலை விட, இரவுகளில் தான் வளர்ச்சி அடைகிறது. தன்னைத் தானே பராமரித்துக் கொள்கிறது. நீங்கள் டிஸ்கவரி, அனிமல்

பிளாநெட் போன்ற தொலைக்காட்சிகளில் பார்த்திருக்கலாம். இரவு முழுவதும் செடிகளின் அருகில் வைக்கப்பட்ட கேமராவில் அச்செடி வளரும் காட்சிகள் பதிவு செய்யப்பட்டுள்ளன. பகலில் நடக்கும் மாற்றங்களை விட, இரவுச் சூழலில் மிக அதிகமான மாற்றங்களை ஒவ்வொரு உயிரணுவும் சந்திக்கிறது. இச்சிறப்புத் தன்மை வாய்ந்த இரவுகளில் தூங்குகிறவர்களுக்குத் தான் மேற்கண்ட வளர்ச்சிக்கான மாற்றங்களும், நச்சுத்தன்மை அகற்றமும் முழுமையாக நடைபெறுகின்றன. எனவே இரவுகளில் தூங்குவது என்பது அத்தியாவசியமான உடல் நடவடிக்கை. அதற்கு மாற்று கிடையாது.

தூங்குவதில் வேறென்ன விஷயங்கள் இருக்கின்றன? நாம் தூங்கி விழிக்கும் போதுதான் அத்தூக்கம் முழுமையானதாக இருந்ததா இல்லையா என்பதை நாம் உணரமுடியும். எழும் போது உடல் கனமாகவும், சோர்வுற்றும் இருந்தால் உடலின் இரவுப் பணிகள் இன்னும் முழுமையாக நடைபெறவில்லை என்பதைக் குறிக்கிறது. எழும் போது சுறுசுறுப்பாகவும், அன்றைய புதிய விடியலில் நாம் செய்யப் போகிற வேலைகள் பற்றிய சிந்தனைகளோடும் இருப்பது நல்ல தூக்கத்தின் விளைவு. தூக்கத்திற்கும் பசிக்கும் நெருங்கிய தொடர்புண்டு. முதல் நாள் நாம் உண்ட உணவின் விளைவை தூக்கத்திலும் இரவு தூக்கத்தின் விளைவை மறுநாள் பசியிலும் நாம் பார்க்க முடியும். சரியான தூக்கம் இல்லாத போது பசியின் தன்மை மாறுபடும். சரியான உணவு முறையில்லாத போது முழுமையான தூக்கம் இருக்காது. பசியையும் தூக்கத்தையும் சரியாகப் பின்பற்றுவது ஆரோக்கியத்தின் அடிப்படையாகும். இரவில் நாம் தூங்கச் செல்லும் போது வயிற்றில் செரிக்கும் வேலை இருக்கக்கூடாது. அப்போதுதான் கல்லீரலின் பணி முழுமையாக இருக்கும். உடலின் ஒட்டு மொத்த சக்தியும் பராமரிப்பு வேலையைச் செய்யும். அதனால் இரவு உணவை எட்டு மணியளவில் எளிதாக சீரணிக்கக் கூடிய வகையில் வைத்துக் கொள்வது தூக்கத்திற்கும் அதன் பணிகளுக்கும் துணையாக இருக்கும். அதற்குப்பிறகு பசி உணர்வு ஏற்பட்டால் பழங்களை மட்டும் தேவைக்கு அளவாக எடுத்துக் கொள்ளலாம்.

உடலின் எதிர்ப்பு சக்தியை வலுவானதாக வைத்திருந்தால் எதிர்வரும் நோய்களைப் பற்றி பயப்பட வேண்டியதில்லை. சரி. இது நோயை வருமுன் காக்கிற ஒரு வாழ்வியல் திட்டமாக இருக்கிறது. ஆனால் நோய்வாய்ப்பட்ட நிலையில், அதன் தொந்தரவுகள் உடலைப் பாதித்த நிலையில் நாம் இதே முறைகளைக் கையாளலாமா? இங்கே நாம் கற்றுக் கொண்ட முறை என்பது

எல்லா காலங்களிலும் பயன்படுவது. நம்முடைய உடலில் தொந்தரவுகள் ஏற்படுவதற்கு நம் பழக்க வழக்கங்களின் மூலம் உடலில் தேங்கிய கழிவுகள் தான் காரணம். இந்தக் கழிவுகள் நம் எதிர்ப்பு சக்தியால் வெளியேற்றப்படுவதைத் தான் நாம் தொந்தரவுகளாக உணர்கிறோம். நாம் விளங்கிக் கொண்ட பழக்கவழக்கங்களைக் கடைபிடிக்கும் போது புதிய கழிவுகள் தேங்காமல் இருப்பது மட்டுமல்லாமல், ஏற்கனவே நம் உடலில் தேங்கியுள்ள கழிவுகளும் வெளியேற்றப்படும். நம் உடல் எந்த விதமான பாதிப்புகளை அடைந்திருந்தாலும், அது கழிவுகளால் ஏற்பட்டதுதான். அக்கழிவுகளை வெளியேற்றுகிற வேலைகள் நடைபெறவும், பாதிப்படைந்த உள்ளுறுப்புகள் புத்துணர்ச்சி அடையவும் மேற்கண்ட வாழ்வியல் முறை துணைபுரிகிறது.

ஒரு நபர் தன்னுடைய இருபதாம் வயதிலிருந்து புகை பிடிக்கிறார். இப்போது அவருக்கு வயது ஐம்பது. தன்னுடைய ஐம்பதாம் வயதில் உடல் ரீதியான பலவிதத் தொந்தரவுகள் ஏற்பட்டதால் அவர் புகைப் பழக்கத்தை கைவிடுகிறார். புகைப் பிடிப்பதை நிறுத்தியவுடன் அவருக்கு இருமல் ஏற்படுகிறது. சளி வெளியேறத் துவங்குகிறது. இத்தனை வருடங்களாக புகை பிடிக்கும் பழக்கத்தால் நுரையீரல் மூலமாக உடலின் ஒவ்வொரு செல்லிற்கும் பரவியிருக்கும் (நிகோடின்) இரசாயனத்தை உடல் வெளியேற்றத் துவங்கியதன் அறிகுறிதான் இருமலும், சளியும். இத் தொந்தரவுகளைக் கண்டு பயந்து அவர் “முப்பது வருடங்களாக புகை பிடித்த போது இல்லாத இருமலும், சளியும் இப்போது வந்துவிட்டது. புகை பிடிப்பதை நிறுத்தியதால் தான் இது வந்தது” என்று கூறி புகைப் பழக்கத்தை மறுபடியும் துவங்கிவிடுவாரானால் அது சரியா? இப்போது புதிய இரசாயனங்கள் உள்ளே அனுப்பப்படாததால் தான் உடலின் உள்ளே தேங்கிய இரசாயனங்கள் வெளியேறிக் கொண்டிருக்கின்றன. மறுபடியும் புதிய இரசாயனங்களை அனுப்பத் துவங்கினால் கழிவுகளின் தேக்கம் கூடுதலாகி, அது தேங்கியுள்ள பகுதிகளில் பாதிப்பு துவங்கும். இந்த உண்மையைப் புரிந்து கொண்டு புகைப் பழக்கத்தை நிறுத்தி விடுவாரானால், ஏற்கனவே கழிவுகளால் ஏற்பட்ட பாதிப்பும் படிப்படியாக நீங்கி ஆரோக்கியமான உடலைப் பெறுவார்.

உடலின் அறிவிப்புகளான பசி மற்றும் தூக்கத்தை நாம் சரியாகக் கடை பிடிப்பதன் மூலம் நிலையான ஆரோக்கியத்தை அடையலாம். உடல் ஆரோக்கியத்தில் முக்கியப் பங்காற்றும் இந்த இரண்டு விஷயங்களை நாம் கடைபிடிப்பதன் மூலம் உடலின் பிற

அறிவிப்புகளையும், அதன் தேவைகளையும் நாம் படிப்படியாக உணர முடியும்.

உடலின் இயல்பில் நாம் தலையிட வேண்டியதில்லை. நாம் தலையிட்டே ஆக வேண்டும் என்று உடல் அறிவிக்கும் போது அதனை நிறைவேற்ற கண்டிப்பாகத் தலையிட வேண்டும்.

இங்கே நாம் விளங்கிக் கொண்ட வாழ்வியல் முறையைக் கடைப்பிடிக்கத் துவங்கும் போது ஏற்படும் சின்னச் சின்ன தொந்தரவுகளும் மேலே நாம் பார்த்த வகையானது தான். படிப்படியாக கழிவுகள் உடலில் இருந்து நீங்கும் போது முழுமையான ஆரோக்கியம் நிலைக்கும். நாம் பயன்படுத்தும் உணவுகளில் உள்ள இரசாயனங்கள், தண்ணீரில் உள்ள இரசாயனங்கள், காற்றின் மாசுபாடு, கிருமிகள் பற்றிய பயமுறுத்தல்கள்... என எந்த ஒரு அச்சுறுத்தலுக்கும் அசையாத நபராக நம்மால் வாழ முடியும், நம்முடைய எதிர்ப்பு சக்தி என்ற மருத்துவர் சரியாக இருந்தால்.

ஆரோக்கியமான உடலில் இருந்துதான் ஆரோக்கியமான சிந்தனைகள் பிறக்கும். ஆரோக்கியமான உடலால் ஆரோக்கியமான சிந்தனைகளைப் பெறுவோம்... உலகை வழி நடத்துவோம்.

வாசிப்பு முடிந்தது.
இனி செயல் துவங்கட்டும்...

அக்கு ஹீலர் அ. உமர் பாரூக்
பிற மருத்துவ நூல்கள்

- உடலின் மொழி
- உணவோடு உரையாடு
- உடல்நலம் உங்கள் கையில்
- அக்குபங்சர் அறிவோம்
- இந்திய அக்குபங்சர்
- வீட்டுக்கு ஒரு மருத்துவர்
- தடுப்பூசி வெளிப்படும் உண்மைகள்
- மருத்துவத்தின் அரசியல்
- இந்தியாவில் அக்குபங்சர்
- உங்களுக்குள் ஒரு மருத்துவர்
- அக்குபங்சர் சட்டக் கையேடு
- குணமாக்கும் கலை
- நோயின்றி வாழ நான்கு வழிகள்
- VOICE OF HEALTH (ஆங்கிலம்)
- INDIAN ACUPUNCTURE (ஆங்கிலம்)
- சரீரத்திண்ற பாஷ (மலையாளம்)

புதிய நூல்கள்:
- நோய்களிலிருந்து விடுதலை
- மருத்துவ ஆய்வுக்கூடங்களில் நடப்பது என்ன?
- தொடு சிகிச்சை கற்போம்